講談社選書メチエ

789

〈精神病〉の発明

クレペリンの光と闇

渡辺哲夫

MÉTIER

はじめに——なぜ、いま、クレペリンを問うのか？

一九七三年、私が精神科の臨床医になってから、ほぼ半世紀が経過した。すでに抗精神病薬や精神安定剤が使われるようになった時期でもあり、当初、いろいろな精神症状は大体において改善された。精神病は治癒するものだとの印象を抱きながら臨床医をスタートしたのである。だが、改善されない人、年単位で重篤化して精神的エネルギーを喪失してゆく人、また、退院しても数ヵ月ないし数年のうちに再発し再入院してくる人が徐々に目につくようになってきた。精神科医として私は少しずつ悲観的になったと記憶する。生物学的精神医学、精神薬理学、精神分析、現存在分析から反精神医学に至るまで、さまざまの科学研究成果と治療方法そして哲学的思想性が混沌たる渦を巻いているだけであり、精神医学という領域は、私にとって、だんだんと虚無の色を強めていった。

私が臨床医になって暫くして、アメリカ精神医学会（ＡＰＡ）からＤＳＭ－Ⅲ（『精神障害の分類と診断の手引』、一九八〇年）が現れ流布し始め、次いで、世界保健機関（ＷＨＯ）から国際疾病分類ＩＣＤ－10（『精神および行動の障害——臨床記述と診断ガイドライン』、一九九二年）が出た。精神医学も、見かけだけにもせよ、科学的な意匠、法則定立的秩序のようなものが欲しくなったのだろう。この二つの分類書は操作的診断体系として相互によく似ていて、猛烈なスピードで世界の精神医学を席巻していった。しかも、この二つのマニュアルは明らかに二〇世紀初頭のエミール・クレペリンの体系に依拠していたのである。つまり、すべての精神病疾患単位（同一原因から同一症状が発生し、同一の経過と転帰をとって同一脳所見に至る一本道を共有する臨床単位）が徐々に発見され列挙され列記され治療されてゆくのだ、という未知の科学成果を希求していた。

クレペリンという名前は有名であった。だがこの精神科医の真実の思考と心情、ないし彼の苦悩に満ちた情念と思想は完璧に忘却されていた。一九八〇年頃から現在までの約四〇年間、われわれは〝シジフォスの神話〟の如きクレペリンの仕事を骨董品扱いし、中身を無視し、DSMないしICDというピカピカの新品目録の登場を歓迎し、これを全的に称賛していたのである。現代の〈精神病〉は、クレペリンの苦悩に満ちた努力とともに発見されたのではなく、DSMとICDと言われる意匠において（クレペリンとは無縁で新鮮な学問成果だとの詐称のもとに）登場したのである。さらにクレペリンまで遡って原理的に言うならば、多様な〈精神病〉はクレペリンによって直接に〈発見〉されたのではなく、疾患単位と称された「概念装置」を駆使する操作によって間接的に〈発明〉された〈制作〉された）のである。もちろん、真似されたクレペリンが悪かったとか、クレペリンを真似したAPAやWHOが悪かったとかは、簡単には言えない。強いて言うなら「新クレペリン主義者（neo-Kraepelinian）」に服従したまま日々の臨床業務をやり過ごしている現代精神医学の功罪、ないし、われわれ精神科医の（かなり怠惰な）思惟自体の功罪が問われるべきなのだ。

精神医学史にはクレペリンからDSM／ICDに至るたった一本の道しかなかったのだとする断定や思い込みは危険であろう。他の多くの優れた道が封鎖され消去されてしまったのかも知れないのだ。われわれはもう一度、クレペリンなる人物の心の内奥と謎、心情と感受性の特異性、情念の動きと思惟方法を想起すべき時期にきているのではないだろうか？　クレペリンの精神医学はそれくらい豊饒かつ多彩な源泉ではなかったか？　「〈精神病〉の発明」という出来事を考えるためには、まっさきに〈人間クレペリン〉の発見が為されなければならないのではないか？　今こそ、根無し草（枝葉）に過ぎないDSMとICDの根を、忘れ去られたエミール・クレペリンという名の根幹の懊悩を、われわれは想起すべきではないか？　現状を知るには過去を想起し、歴史を脚下に感知するしかないのではないか？　制作・発明された〈精神病〉分類体系は、それくらい人間臭い（物的証拠によって確証できない、科学以前の、だが、やはり一種の）学問なのだ。

〈精神病〉の発明◉目次

序

これは、エミール・クレペリン（一八五六―一九二六年）という、一般には余り知られていないが偉大なドイツの一精神医学専門家の生涯と業績を描こうとするものである。

二一世紀になって二〇年以上の歳月が経過するが、現代の精神医学は、その土台も体系もクレペリンによって造られたと言っても間違いではない。存在自体が大きい医学者であるのに、無知と誤解に包囲されたひとであるゆえ、われわれは、〈人間クレペリン〉と〈クレペリン精神医学〉との相互干渉を、錯綜した精神医学史の中で慎重に見てゆかねばならない。

奇妙な性格と奇妙な学問

クレペリンという人間の特殊性は、「熱い情念（研究の鬼）」と「冷酷なる対人関係」の併存、「人間嫌いの冷めた孤独癖」と「大自然に溶け込む歓喜恍惚の境地」の交代、「妥協を知らぬ真理愛」と「露骨な人種差別意識」の融合……など、互いに矛盾し合う異質な気質傾向が絡み合っている奇妙な事実に存する。

少しでも精神医学史を知る者ならば、クレペリンの偉大さは誰しも認めるところだろうが、この偉人に親しみ彼を愛する精神科医ないし精神医学史家はほとんどいない。かく言う私も、半世紀近くに

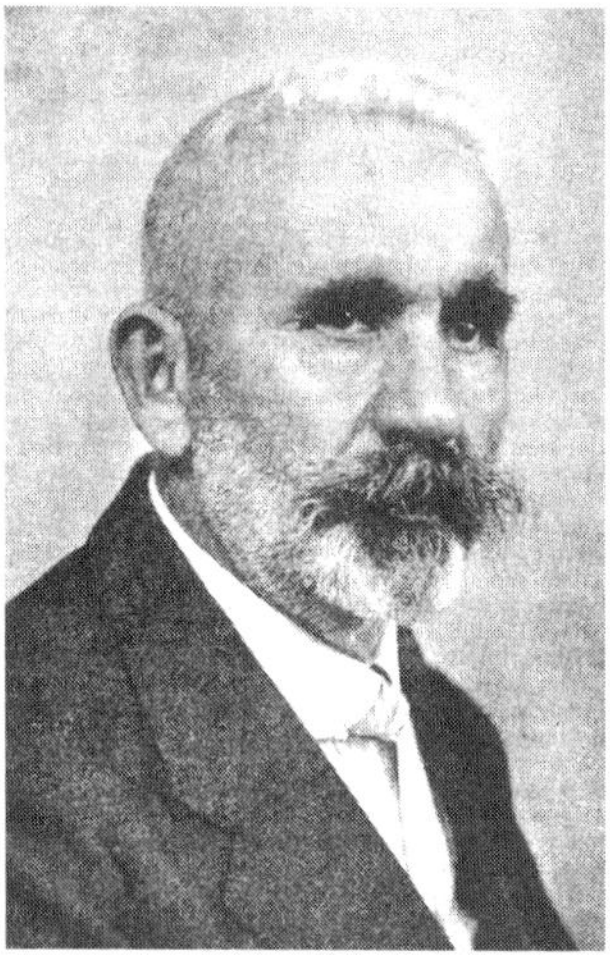

クレペリン（1900年頃）

わたって、彼の論著、彼をめぐる膨大な学説や逸話に幾度も触れてきたのだが、このクレペリンという人物を好きになれないのである。まさにこのクレペリンの医学体系に支えられつつ精神科医の仕事をしてきているにも拘《かか》わらず、また、会ったわけでもないのに、いつも〝敬して遠ざけてきた〟のである。カールバウムやフロイトそしてヤスパースらの学問と人格に尊崇と敬愛の念を抱き感情移入しつつ、人間クレペリンを避け続けて現在に至っている。その学問も人格も〝面白くない、つまらない、偏っている〟という感覚が一貫していた。いま思うと不思議な決めつけを続けてきたものだが、事実だから仕方がない。

じっさい、精神医学の世界では、クレペリンは冷酷、陰鬱、頑迷、非社交のドイツ・プロフェッサーとして知られ、これが常識になって没後の一世紀が経過している。つまり、この見方は私一人の偏見ではなく多くの同時代人と医学史研究家が共有するところであり、勘違いではない。私自身、自分が彼を誤解していたと思ったことは一度もない。加えて、クレペリンの文章のつまらなさは痛感される。

だが、最近になって、これが彼の表面的外観に過ぎないと思われるようになってきた。彼の裏面に潜む奇妙な熱気と情念は、二一世紀になって私が初老期に入ってから気づかれるようになったのだが、わがクレペリン像は、明瞭になるどころか、却って、いっそう混沌としてきてしまった。人格の明暗・矛盾・変容が激し過ぎて、眩暈がしてくるとでも言おうか。

生命力が充満しているようなこの人物の裏面は、隠れていて、感知されにくいのかも知れない。だが、現代精神医学の根本的な特性は、この矛盾した奇妙な人格特性にこそ、人間クレペリンの〝冷酷と灼熱〟という矛盾にこそ、由来するのかもしれない。この偉人における冷淡と熱情、人格的なオモテ・ウラという背理と二一世紀精神医学の矛盾傾向（精神論と唯物論の同居の自明性という背理）が無縁でないことは一考に値する。

この背理は、精神科臨床の現場雰囲気を規定しがちである。また、この背理に満ちた学問の奇妙さは錯綜している。繰り返しになるが、精神論と唯物論の平然たる同居はじつに奇妙である。また、先に少し触れたが、疾患単位学説（同一原因から同一症状が発生し、同一の経過と転帰をとって、同一脳所見に至る一本道が確認されるのだ、そしてまた、個々別々の疾患が独立し並列的に存在するのだ、と考える因果法則的な分類学説。内科外科疾患は大体においてこの学説に基づいて診断される）と単一精神病学説（唯一無二かつ内奥の「物自体」的な精神病＝原発性狂気＝生命の暴発から多彩な現象群が多彩な症状として現れてくると見なすロマン派的な学説）との矛盾対立の持続も謎のままである。

そして、疾患単位学説と単一精神病学説の対立とは別に、症候群学説も精神病像構成論には参入してくる。症候群学説の特徴は、同一の原因から多様多彩な精神症状が発生してくる反面、多種多様な原因から均質なる精神症状が顕現してくる、という臨床的事実を見事に言い当てている点にある。それゆえ、症候群学説は、疾患単位学説と単一精神病学説の中間に位置するものであり、柔軟かつ曖昧なものだと言える。しかし、理念に邁進する疾患単位学説や生命の神秘を受容する単一精神病学説と比較するならば、症候群学説はもっともリアルに経験と思考に立脚しているのである。

後述することになるが、クレペリンの精神医学には、この三つの学説が入り乱れているので、ややこしすぎて、忌避されるのかも知れない。つまり、初期のカールバウムの影響（単一精神病学説の名残をなお留めている疾患単位学説志向）、次いで独自の疾患単位学説への力強い歩み、そして晩年近くに突然に現れた症候群学説への急転回。これらの変遷の実態については後段にて立ち入るが、少なくとも、DSMやICDはこのような原理的問題にはまったく無関心である。

念を押すが、ここで言えるのは、単一精神病学説、疾患単位学説、症候群学説という三つの学説ないし概念に媒介されてはじめて造形され制作されてくる〈精神病〉は、発見されるのではなく、〈発明〉されるのだ、多くの概念を介して間接的に〈発明〉されるのだ、ということである。〈精神病〉は複数の学説と概念によって制作され〈発明〉される。隠れていた未知の実在が直接的に発見されるという経緯で単純に露出してくるのではない。

さて、クレペリンの冷酷な眼光の裏側に隠れている柔軟性と漠とした熱気が私にうすうす気づかれ始めたのは、私がいわゆる人間学派（現象学派・現存在分析学派）から距離を取りつつ、フロイトの学問に近づいた頃、つまり二〇〇〇年頃のことだった。フロイトの学問を自覚的に反芻するようになった時期とクレペリンの根本思想に潜む熱い情念が気になりだした時期、そして二〇〇五年に臨床の現場を首都圏から亜熱帯の沖縄の地に移した時期とが、私の場合、一致している。この一致ないしは共振は、いまになると、不思議とも当然とも思われる。クレペリンにも、地中海へ、インド洋へ、熱帯へ、すなわち、南方へ、という衝動が満ちていたことは、彼の精神医学の特質及び変容と無縁ではない。

ミュンヘン大学精神科の大御所教授の生涯においては、クロノロジカル（年代記的・カレンダー時間的）な〝醒めた労働の歴史〟と〝生命の祝祭性＝恍惚陶然たる瞬間〟とが常に併存していて、特異である。北欧風土と南洋熱帯が併存しているかのような生活史の特異性。

また、一九一九年に擱筆されてから一九八三年まで遺族親族によって秘されていたという彼の『回想録（自叙伝）』の宿命が人間クレペリンとその学問の謎を深めた。この自叙伝的文章が長い歳月にわたって秘匿隠蔽された理由は以下に本文中で問われてゆく。

そして、相互に異質な時間性（特に研究労働の「歴史」と大自然の中で恍惚とする「瞬間」）の併存ゆえに、〝人間クレペリン〟を描こうとする筆の運びも読むリズムも順序も、乱される。それゆえ、クロノロジカルなパースペクティヴの構成を確かめつつ歩むために、最初に、クレペリンの生涯に関する簡明な年譜を掲げておく。

以下の年譜は、高野良英が作成したものに依拠しており（高野 一九八四）、この年譜は必要かつ十分な良いものなので、ほとんどそのまま引用したい。クレペリンの内的生活史に関する自分の思考が混乱したとき、私はこの年譜に立ち戻って、幾度も救われた。なお、本文中で論じた重要論文「精神病の現象形態」は年譜に書き込まれるべき特別のものであるゆえ、一九二〇年のところに書き加えておいた。

クレペリン略歴年譜

一八五六年二月一五日　ベルリン北部の小さな町に出生
一八七四年四月　ライプツィヒ大学
一八七五年夏　ヴュルツブルク大学
一八七八年三月　医師国家試験通過
一八七八年八月　ミュンヘン州立精神病院助手
一八八二年春　ライプツィヒ大学精神科第一助手
一八八二年六月　同、辞職（実際は罷免）
一八八三年　『コンペンディウム・デル・プシキアトリー』（『精神医学教科書 第一版』）出版
一八八三年秋　再度ミュンヘン州立精神病院助手
一八八四年七月　ロイブスの精神病院上級医師、一〇月、結婚
一八八五年五月　ドレスデンの精神病院上級医師
一八八六年四月　ドルパート大学教授
一八八七年　『精神医学教科書 第二版』出版
一八八九年　『精神医学教科書 第三版』出版
一八九一年　ハイデルベルク大学教授
一八九二年　断酒運動開始

一八九三年　『精神医学教科書　第四版』出版
一八九六年　『精神医学教科書　第五版』出版
一八九九年　『精神医学教科書　第六版』出版
一九〇三年一〇月　ミュンヘン大学教授
一九〇三年一二月　南洋旅行出発
一九〇四年　『精神医学教科書　第七版』出版
一九一五年　『精神医学教科書　第八版』（第四巻）擱筆出版（第一、第二巻は一九〇九年に出版、第三巻は一九一三年に出版）
一九二〇年　単独論文、「精神病の現象形態」
一九二六年一〇月七日　死亡
一九二七年　『精神医学教科書　第九版』出版
一九二八年　精神医学研究所（戦後マックス＝プランク協会に帰属し改名）完成

第Ⅰ章

誕生と助走

(1856-91年)

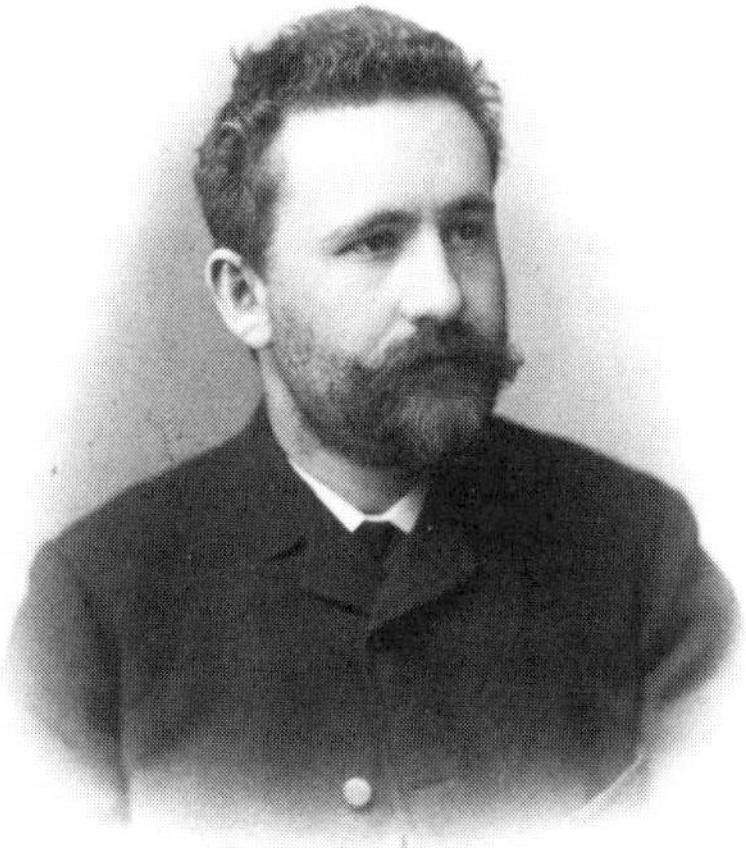

クレペリン(1886-91年頃)

1　出立、精神医学への道

一八五六年二月一五日、エミール・クレペリンはベルリンの北方一〇〇キロメートル（第二次世界大戦後は東ドイツ領であった）のノイシュトレリッツに生まれた。父カールは文学好きの音楽教師でシェイクスピアなどを愛した。父は明朗で客好きの教師であり、エミールの母もまた温かい性格で、人をくつろがせる面倒見のいい女性だったと伝えられている。生育期、特記すべき身体疾患はなかった。八歳年長の兄カールがいて科学者の先輩としてエミールに強い影響を与えた。他にも幾人かの同胞がいたようだが、詳細な記録は残されていない。

以下、「誕生と助走」と言い「出立」とも表現しているにもかかわらず、記述は中年期まで（あるいは絶頂期まで）進んでしまう。予期しなかったことだが、クレペリンの秘められた個性の引力がたいへん強かったゆえの結果と愚考する。

思春期の祝祭性

一八六一年にエミールはノイシュトレリッツの町の小学校、次いでギムナジウムに入学し、七四年にライプツィヒで短期間の兵役に就くまで通学した。ギムナジウムの生徒としてのエミールは平均的な成績を示し素行も普通で、目立たない少年であった。ただ、後年のクレペリンは、古典学に重点が置かれたギムナジウムの学習のせいで「貴重な青春時代を犠牲にしてしまった」という後悔の念にとらわれたと回想している。これもドイツ語圏のギムナジウム体験としてはよく聞く話であるが、ともかく、ライプツィヒで兵役前半を終えたのち、エミールはライプツィヒ大学に入学し、ついで、ヴュルツブルク大学医学部に移籍した。

のちに動物学者・植物学者になる兄カール・クレペリンは自然科学的な才能が豊かな若者で、動物学・植物学（のちには進化論）、化学を好んだ。この兄は、自然科学の多くの事柄を弟に教え、弟の知的好奇心を刺激してくれた。エミール自身、早くも一五歳にして、当時としては画期的であった太陽系起源説たるカント＝ラプラス理論すなわち「星雲説」で宇宙の進化発達を論じようと思い、仲間（同年配ではなく兄の友人たち）にからかわれたというエピソードをもつ科学少年だった。エミールは七、八歳年長の兄の仲間たちに惹かれる少年で、知的にはかなり早熟な面を持っていた。また、一五歳の時にはのちに妻になる七歳年上の恋人イーナ・シュヴァーベと結婚する約束を取り交わしていた。この配偶者決定に関する判断は一八七一年のことで、単純には早熟と言えないかもしれないが、兄の世代の影響を強く受けていて、言わば、ませた少年だった。ともかく、二人の結婚式は随分と後年になって、一八八四年一〇月四日の朝に挙行された。新郎二八歳、新婦三五歳になっていた。約一三年間に及ぶ長い春ということになる。式は、生まれ故郷のノイシュトレリッツ近くで行われ、クレペリンの母が参列した。結婚式に参列したのは自分の母親だけのように回想されているが、これは考えにくい。クレペリンにとっては、自分の母親が特別に大切な存在だったようだ。この結婚については後述する（本章第4節）。

また、エミール一四歳時に勃発した普仏戦争（一八七〇年七月—七一年五月）にあたっても興味深い思い出が書かれている。

セダンの戦いの当日、ナポレオン三世が捕虜になったというニュースが届いたときには、授業は中止され、学校中に歓喜の声がこだました。その日の夕方には大集会が開かれ、まったくの特例的措置として教師と共に生徒もこれに参加することが許された。これが飲酒し酩酊した最初の体験となったが、それは複雑な感情を覚える体験であった。しかし、そのときは主人公にでもなったような気分となり、年長者と交際するには酒を嗜《たしな》むことは欠かせない義務であるという考えを、その後長い間抱いていた。（クレペリン 二〇〇六、一六頁）

ナポレオン三世がセダンの戦いで敗北し降伏し捕虜になったのは一八七〇年九月二日となっているから、エミール少年は一四歳半のギムナジウム生徒であった。『回想録』を読む限り、後年のクレペリンが極端な禁酒運動家になった理由は分からない。当時、酒が飲めて、酔うと気が大きくなるごく普通の少年であったことだけ分かる。

私の推測だが、クレペリンの極度の禁酒主義は、後年、医師になってから、ヴィルヘルム・ヴントの実験室でさまざまな化学物質の精神と脳への作用を研究し始めた頃に、じわじわと顕現してきたのだろう。エミール少年は酒が飲めない体質ではないし、酪酊時の「複雑な感情」という含みのある表現からも余り多くのことは読み取れまい。飲酒自体は嫌いではなかったようだ。それゆえ、後年に禁酒主義へと作用した要因としては、クレペリンが、「研究の時間を盗み取られる」と称して友人などとの交際自体を忌避していた「非社交性」（内村祐之の感想）が苛烈な独断として露呈してきた可能性が考えられる。

確かに、公然たる禁酒主義が露骨なまでに開始されたのは一八九二年、すなわちクレペリン三六歳のとき、立場的には、厳寒地エストニアのドルパート大学からハイデルベルク大学精神科教授に転任し、真に創造的な学問への熱中が始まった時期以降のことである。ハイデルベルクは、研究への情熱と創造性が燃え上がった場所、つまり『精神医学教科書　第四版』（一八九三年）から『第五版』（一八九六年）、『第六版』（一八九九年）、『第七版』（一九〇四年）へと研究の鬼が加速度的に邁進した地である。こういう時期だからこそ、「周囲から時間を盗まれる→社交は不毛だ→酒気をおびた社交は特に研究時間の浪費であり有害だ→偏頭痛も酷いままである→絶対禁酒だ」という寸暇を惜しむ強い思いが過熱して決断が行動に移されたのであろう。

ともかく、ビスマルク麾下のプロシア軍勝利の夕べの興奮と酪酊は、クレペリンには珍しい、大いなる祝祭のときであった。プロシア（戦勝後にドイツ第二帝国）との一体化感の中で思春期のアイデンティティ（＝個別的主体性と集団的主体性の均衡）が燃え上がり民族主義的全体性に溶けこんでしまった瞬間、一四歳の陶酔と恍惚の瞬間であったのは間違いない。

ギムナジウム高学年以来、父の友人のクリューガーという医師と親しくなり、彼の診察に同席し、往診に同道し、クリューガーの膨大な蔵書の中にあったヴィルヘルム・ヴント（一八三二―一九二〇年）の『人間と動物の心』（一八六三年）という講義録を読んで、特に感動した。兄のカールもまたヴントの学問を高く評価していたから、この兄は、エミールの生涯にわたるヴント尊敬と信頼の念に少なからぬ影響を与えたことだろう。

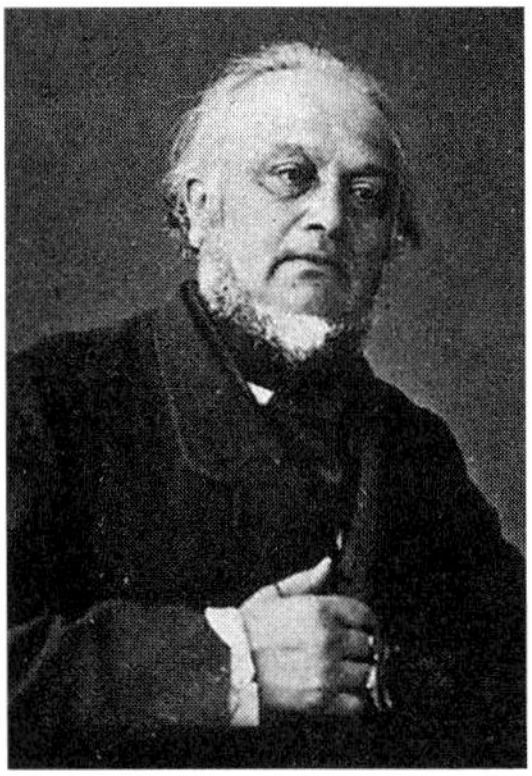
モレル

この頃は、夢の記述と夢の発生過程の研究をするか、眼科研究を専攻するか、迷っていたが、クリューガーに相談した結果、心理学を研究しながら生計を立てられる精神科医師の道を進むことにした。

なお、後年にクレペリンにとって重要になる臨床概念あるいは病的状態名称である「早発性痴呆（精神分裂病）」は、この当時すでにヴィーン生まれのフランス人ベネディクト＝オーギュスタン・モレル（一八〇九―七三年）によって用いられていた。これはよく知られた史実である。しかしクレペリンがモレルの仕事から何かの影響を受けたかのような臆測は採用できない。モレルは種の劣化をもたらす変質遺伝論に立脚して一八五二年にマレヴィル保養院での講義で初めて“démence précoce”なる病名を用い、一八六〇年刊行の『精神病概論』でやや詳しく論じた。これは、思春期に発症しメランコリー（鬱）、マニー（躁）、錯乱、痴呆（精神荒廃）という経過を辿る重い精神病状態を意味していたが、モレルはこれを経過と転帰（終末状態）を一定程度は考慮に入れた症候群的なものと見なした。しかし、モレルに疾病論的考察や疾患単位という発想はなく、その早発性痴呆なる概念は、輪郭も内実も曖昧模糊たるままであって、精神医学史において画期的な業績とは見なされなかった。

先駆者・カールバウムとヘッカー——破瓜病と早発性痴呆の関係について

エーヴァルト・ヘッカーが「破瓜《はか》病」論文を公表したのが一八七一年、クレペリンが「(狭義）早発性痴呆」（＝「ヘッカーの破瓜病」）を『精神医学教科書 第四版』において正式採用したのが一八九三年であり、ヘッカーとクレペリンは、二人ともこれを独立した疾患単位と見なすという構想をもっていた。クレペリンは当初、思春期に発症し強く錯乱して急激に進行し重篤な終末状態（重い情意鈍麻とも精神荒廃とも言われた）に進む「ヘッカーの破瓜病」を「早発性痴呆」と呼んだ。それゆえ「ヘッカーの破瓜病」は正確には「狭義かつ重篤な早発性痴呆」と言われねばならなかった。一八九九年になってクレペリンは、〝破瓜病・緊張病・妄想性痴呆〟なる三つの亜型を包括する「(広義の）早発性痴呆」概念を打ち立てた。ここに至って、この二つの病名（破瓜病と早発性痴呆）は、概念水準において、上位広義にして多様な経過をとる「早発性痴呆」と下位狭義にして重篤な「ヘッカーの破瓜病」に分割された。

なお、ヘッカーもクレペリンも既述したモレルの仕事には言及していない。もし言及するとなれば、発想も臨床観察の方法も結果もモレルとは異なる、という旨の長い但し書きを付記しなければならなかった。それゆえクレペリンの広義早発性痴呆概念は、カールバウム＝ヘッカーに始まる新たな研究動向（疾患単位探求）の直接的継承と帰結であって、変質論を大前提にした状態（症候群）変遷の記述にとどまったモレルの概念とは時代精神・文化背景・医学的基本思想のすべてを異にしていた。「ヘッカーの破瓜病」記述は、その重篤な病像と重篤な転帰のゆえに輪郭明瞭な単位性疾患と見なされ、疾患単位概念の確立に向けての新たな発見的営為のスタートであった。それゆえ、クレペリンの早発性痴呆概念ではなく、カール・ルートヴィヒ・カールバウムが命名しヘッカーが具体例の病像を見事に記述した「ヘッカーの破瓜病」こそが、疾患単位学説の原点あるいは礎石になったのである。

少し文脈が逸脱気味になったが、ことのついでに、エミール少年が医師になることを考え始めた思春期の終わり頃の北欧地域の時代背景ないし雰囲気の一端を回顧しておこう。

一八七一年、ケーニヒスベルク近郊の公立アレンベルク精神病院の医師で弱冠二八歳のエーヴァルト・ヘッカー（一八四三―一九〇九年）が、指導医たるカール・ルートヴィヒ・カールバウム（一八二八―九九年）（ヘッカーの論文デビューの当時は四三歳であった）の協力と指導の下に、後年に画期的と評されることになる「破瓜病」論文を発表した。クレペリンは、当時まだ一五歳で、ヘッカーの「破瓜病」論文をいつ読んだか、どのように反応したかは不明である。しばらくは、よく知らなかった可能性が大きい。しかし、その後の約二〇年間にわたって、この「破瓜病」論文、つまり、ヘッカーの発見的な破瓜病記述は、ビスマルク帝国の猛烈な勢いという政治的な影響力の後押しもあって、クレペリン（および西欧）の精神医学体系構想の核心部に徐々に結晶してゆく。ヘッカーの破瓜病が狭義（重篤な）早発性痴呆として『精神医学教科書』に正式に採用されるのは、既述の如く、一八九三年の『第四版』から。ヘッカーの破瓜病は、やがて現れてくる一八九九年の『第六版』における広義（破瓜病、緊張病と妄想性痴呆を含む）早発性痴呆概念の原点ないし礎石となり、新たに分離された躁鬱性精神病との二元対立の布置に至って、クレペリンの精神医学体系の中核的基盤をつくることになる。

一八七四年四月、クレペリンは一八歳でライプツィヒ大学に入学し、翌年にはヴュルツブルク大学に移籍。数年間は双方の大学で医学を学ぶ。父の友人の助言に応じたクレペリンにとって、既に医学部志向は確かであった。なお、同じく一八七四年の七月にはカールバウムの『緊張病（カタトニー）』モノグラフ（単行本）がベルリンの出版社からようやく刊行される。新たな疾患の存在を着想してから（カールバウムがケーニヒスベルク大学臨床講義においてカタトニーなる名称を口頭で語り始めたのは一

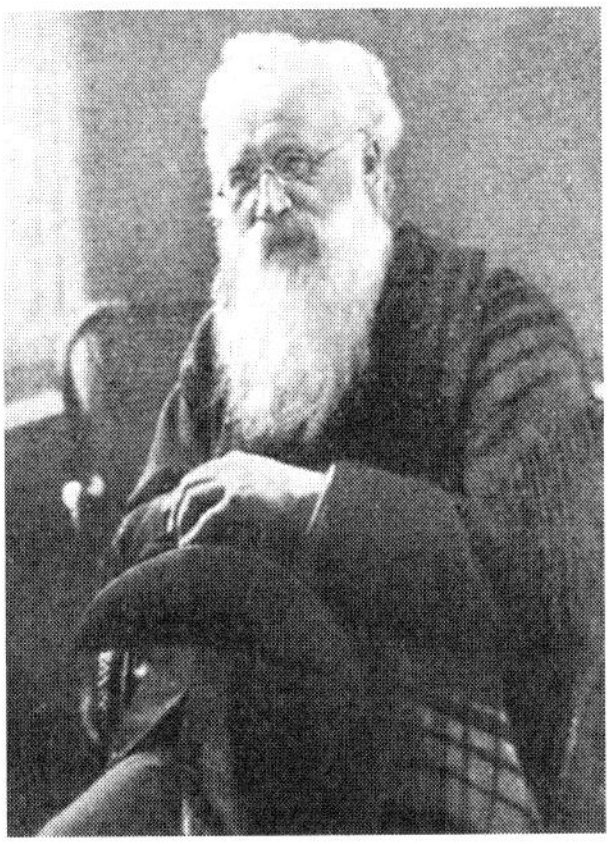

ヘッカー

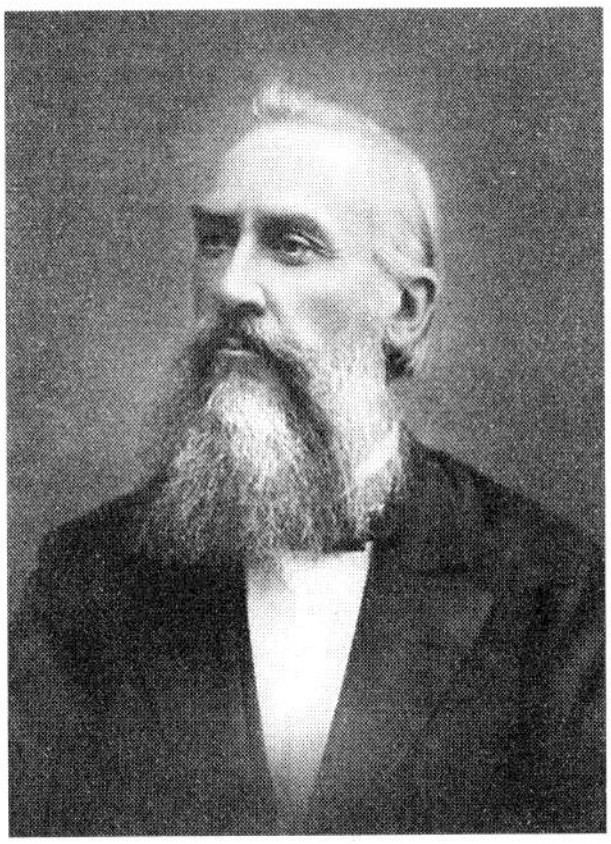

カールバウム

八六六年とされる)、この著作が完成し出版されるまで、カールバウムは約八年の歳月を費やしたことになる。「破瓜病」論文の基本的方法は緊張病のそれと同じであり、カールバウムの方法論的自覚、つまり、臨床的に観察される現象以外については思索も文章化もしないという決断に、ヘッカーの破瓜病記述は強く依拠していた。当時は、帝国の中心的権威と見なされたベルリン大学で「精神病は自我の統合力の低下による」(カール・ヴェストファール(一八三三—九〇年))などと高らかに論じられていた時代。このアカデミズムに反撥するように、進行麻痺とのコントラストに着目しつつ「恍惚・夢幻・熱情性」と「筋肉痙攣《けいれん》(緊張=弛緩)症状」との結合を主張したのだから、カールバウムの「緊張病」提言に対する論難はひどいものであった。だが、やはりと言うべきか、この二人の特別に創造的な論著の衝撃力への反撥ののち、ドイツ語圏内の大学アカデミズムの精神医学研究はおよそ二五年間の長い沈滞期に入ってしまった。

ただし後述するようにクレペリンの精神疾患体系化への努力は、この空白の二五年においてこそ、通奏低音のように響いていた。カールバウム、ヘッカー、クレペリン、この三人の目標とするところはまさしく精神医学的な疾患単位の発見であったから、少し遅れてきた青年であるクレペリンにとって、先行するゲルリッツの二人の疾患単位探求の流れへの合流はごく自然なものであった。

さて、カールバウムとヘッカーは深い信頼で結ばれた師弟で、カールバウムの妻はヘッカーの従姉である。二人の医師はケーニヒスベルク大学で知り合った。当時のケーニヒスベルク大学の精神医学はヘーゲル哲学の徒ヨハン・カール・ローゼンクランツ教授(一八〇五—七九年)の支配下にあり、カールバウムの自然科学的構想はこのロマン主義精神医学の大家と正面衝突することになった。一八六六年当時、若い私講師カールバウム（三八歳）と六一歳になっていた老ヘーゲリアン教授のあいだには余程の確執があったようで、カールバウムは翌一八六七年には早くも大学と公立アレンベルク精神病院を辞職してしまった。カールバウムは大学ならびに公立病院と縁を切り、ポーランド国境近くの私立ゲルリッツ精神病院の院長に転職した。ヘッカー（二四歳）は迷うことなくカールバウムの後を追ってゲルリッツに移った。二人に残されたのはケーニヒスベルク大学及び公立アレンベルク精神病院での経験だけであった。しかし地域公務員医師たちの協力と情報提供は想定以上に豊富で役立っていた。二人の若い改革者は街の人たちからは疎外されていなかったようだ。ともかく、疾患単位の探求へと邁進する二人を阻止せんとするロマン主義的精神医学（これは単一精神病論親和的であった）の攻撃は激しいものであり、ヘッカーは、カールバウムの思弁を排する経験最重視の態度（素朴現象主義と言える）を全面的に支持し継承し、当時最高の権威とされたベルリン大学流の精神医学の抽象的理論性に鋭く反撃しつつ、師の精神医学を守った。

このような経緯についてカールバウムは『緊張病』のモノグラフの「序章」に、一八七三年九月付けで「ゲルリッツにて」書いている。

「全身性麻痺を伴う精神病」の設定は特筆されてよい。臨床的方法に基づいて、さらに新しく設定された病型は、私が思春期精神病または破瓜病（Hebephrenie）と名づけた疾患群である。この疾患群に関しては、私の設定と疾患素材の集積を基礎として、また部分的には自分自身の観察で裏づけしつつ、ヘッカー博士が特殊各論的な記述を行なっている。このような一連の新しい分類画定の最初に緊張病（Katatonie）または緊張性精神病（Spannungsirresein）が位置するわけであり、本書でその特殊各論的かつ臨床的な成果が呈示されるであろう。（カールバウム　一九七九、一二頁。原語表記は一部省略）

愛読哲学書の傾向

カールバウムとヘッカーについて長く書きすぎて、クレペリンの外的かつ内的生活史から逸脱してしまった。しかし、父の友人の勧めで精神医学に進むことを決意した、知的に早熟であった青年エミールが、感受性豊かなその時期の終わり頃、ドイツ語圏北部地域でどのような学問的雰囲気を感じ取っていたか、想像する一助にはなるであろう。

じっさい、クレペリンの精神医学的な歩みは、カールバウムとヘッカーのパイオニア的な奮闘抜きには考えられない。クレペリンにとってゲルリッツの二大先輩は夜の海路をゆく小舟のための北極星の如き存在であったろう。しかし、一八七四年にベルリンの出版社から刊行された『緊張病』モノグラフを一八歳になっていたクレペリンが即座に読んだのか、のちの歳月において読んだのか、これには詳細な資料がない。確実なのはクレペリンが『第三版』刊行の一八八九年までには『緊張病』を読んでいたという当たり前すぎる経緯だけである。この年に刊行された『精神医学教科書　第三版』にははっきりとカタトニーが妄想性精神病（Wahnsinn）の下位亜型として導入されている。

さて、一八七五年夏、一九歳になったクレペリンは、ライプツィヒ大学からヴュルツブルク大学に転じた。若い精神科私講師ヘルマン・エミングハウス（当時三〇歳）の精神医学講義や皮膚科学（梅毒学）教授の老大家フランツ・フォン・リネカー（当時六四歳）による精神科クリニックに参加した。また、現象継起の必然性ないし法則性の概念に惹かれて、「カント、ヒューム、ロック、バークリ、ホッブス、ショーペンハウアー」などの哲学書も熱心に読んだ。イギリス経験論哲学が、因果法則は経験の積み重ねの所産だと考え、あらゆる形而上学的思弁の排除を目指していたことを考慮すると、クレペリンには既に、精神病の経過の法則性（必然性・宿命性）についての関心があったのかも知れない。だが、人間的自然に関する哲学を巡るクレペリン自身のまとまった証言や感想などはない。右に列記した哲学者名が書かれているだけである。ただし、クレペリンが、ドイツ観念論よりもイギリス経験論哲学（経験に基づく法則定立の学）により強く魅かれていたことは推測される。

クレペリンの、臨床観察を重視する態度、疾患単位構成における因果関連重視の態度を考えると、カールバウムによく似たこの経験志向性と自然科学志向性は、決定的に方向づけられた覚悟であったろう。ただし、カールバウムは、クレペリンと違って、病勢が治まってからの終末病像や予後あるいは終末的精神荒廃の確認を余り重視せず、クレペリンよりも楽観的であった。ゲルリッツでは治癒も含めた多様な転帰が平然と受容され、報告されていた。

一八七五年、クレペリンは指導教官エミングハウスから課題として出された「急性疾患が精神病発生に及ぼす影響について」（チフスに罹《かか》って精神病になった一神学生に関する症例報告と考察の論文）を書

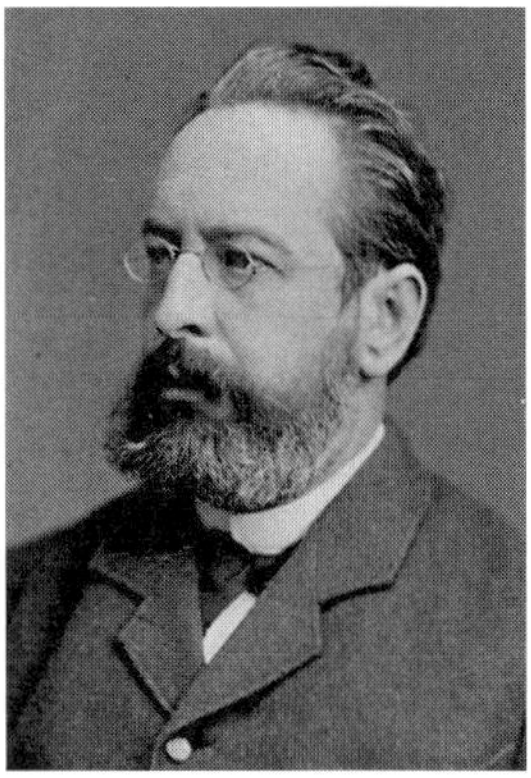

エミングハウス

いた。これは医学部学生を対象とした懸賞論文で、公表こそされなかったが、このテーマは、後年クレペリンの後任として短期間だけハイデルベルク大学の精神医学教室を主宰した一二歳年少の俊才カール・ボンヘッファー（一八六八―一九四八年）の「外因反応型」研究を連想させる。さらに一九二〇年に自身が（周囲を唖然とさせるほどの学問的変身ののちに）発表した「精神病の現象形態」において冒頭に置かれる層次構造性症候群の第一型、「譫妄性《せんもうせい》表現型」にも繋がってゆくものだろう。

チフスに罹った神学生の報告は、まだ一九歳の医学生クレペリンが応募した懸賞論文（書いた当時の本人は、いつか学位論文にすることも念頭に置いていたらしい）に過ぎないが、やがて疾患単位学説と症候群学説のあいだで（二説双方の）相互関連を深刻に探求することになる研究者の最初の論文がじつは「外因性精神病」の症候群記述であったことは興味深い。

偉大な学者の若書きは後年の大きな仕事を意図せずして先取りする着眼を秘めていることが少なくない。

2　グッデン（一八二四年生）、ヴント（三二年生）とフレクシッヒ（四七年生）

一八七六年冬、クレペリンは二〇歳になった。彼の敬愛する憧れのヴィルヘルム・ヴント（四四歳）は『生理学的心理学提要』（一八七三―七四年）を出版して、チューリヒからライプツィヒの大学教授に招聘された。この著作に惹かれたクレペリンはヴントを追い求めるかたちで、一八七七年春、ヴュルツブルク大学からライプツィヒ大学に戻り、ヴントの心理学ゼミナールに出席した。クレペリンが人間ヴントの偉大さと優しさに心底から惚れこんだのはこの頃からのことであったようだ。

患者恐怖

さて、一八七七年七月、二一歳になったクレペリンは、リネカー教授の招きでヴュルツブルク精神科クリニック助手になり、平均五〇―六〇名の患者を担当する。だが、結果は惨憺たるもので、入院者の不潔と暴力、自殺、自分自身の不眠とその治療の目的で自身に使用したモルヒネによる急性副作用症状などで苦しみ、当時の精神科医療の水準の低さに対して、ひどい幻滅と自信喪失をいきなり体験した。

助手に就任して二週間後、クレペリンは、〝自分にはこの仕事はできない、訪問すると部屋中を転げまわる精神遅滞者や衝動的興奮を示す破瓜病者が気味悪い、責任感の重圧で悪夢にうなされる〟などとリネカー教授に訴えた。リネカーは笑って励まし、ク

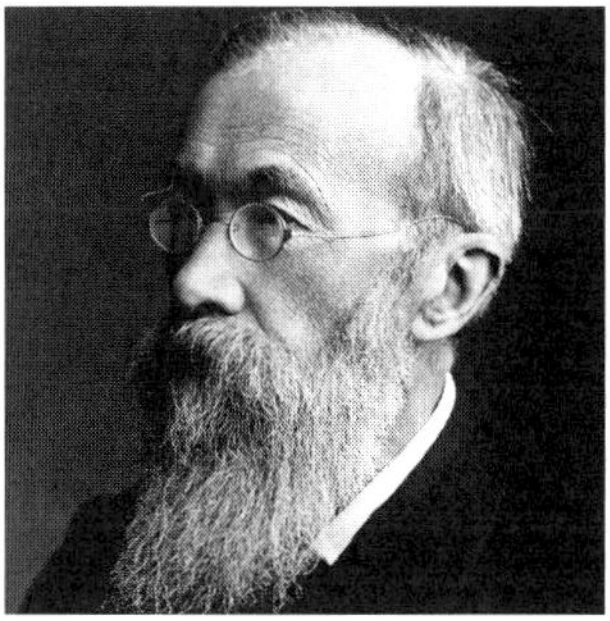

ヴント

レペリンはこれに従って耐え、この苦境を克服した。
一八七八年三月、二二歳になったクレペリンは、ヴュルツブルク大学で医師国家試験ならびに学位試験を通過し、ミュンヘンのアンシュタルト助手（ミュンヘン州立精神病院助手）に（一年間だけという窮屈な契約だったが）、まだ見ぬグッデン、高名な大脳解剖学者にして偉大なる人物と噂されている憧れのグッデン、ヴントと並ぶ師になると予感される偉大なるミュンヘン大学精神科の教授への憧れもあって、勤務することにした。よい仲間に恵まれたが担当した病棟（病棟Gと呼ばれていた）の状況はやはりひどかった。彼の幻滅の深さは以下のような文章にも表れている。

滑稽というべきか、吐気を催すというべきか、気の毒というべきか、危険というべきか、何とも言えぬ奇妙さによって、よそよそしかったりあつかましかったりする無数の荒廃患者の混乱した群衆、挨拶と大まかな身体的看護の域を出ない治療の無力さ、科学的には全く手のほどこしようのない状態から、私は自分の選んだ職業の大変な困難さを感じ取った。ヴュルツブルクでの最初の頃〔一八七七年夏頃のことと思われる〕と同様、錯雑した忌わしい昼の仕事の印象が夜になっても消えず、本当にこの仕事に通じるようになり得るのだろうかと自問せざるを得なかった。
（高野 一九八四、一三九頁。〔 〕は引用者による註記を示す。以下同様）

重苦しく不快な気分を変えようとして、クレペリンは、少ない暇を見つけてミュンヘンの街を散歩したり劇場に通ったりした。ミュンヘン・アンシュタルトの精神科病棟Gの実情のひどさとグッデン教授が休暇で不在であったこと、この二要因が、クレペリンの苦痛のもとであったようだ。

巨人・グッデン教授

数週間後に、ベルンハルト・フォン・グッデン（一八二四―八六年）（当時五四歳）教授が休暇から戻ってきた。その頑丈で魁偉な容貌、稀有の天才を思わせる雰囲気には圧倒された。人物全体から発せられる印象は強烈であったようだ。事実的根拠だけが重要だとするグッデンの厳格な方法意識もまたクレペリンに大きな影響を与えた。そして、脳神経の顕微鏡解剖学（形態学）と錯覚に関する研究（心理学）に従事するが、これはグッデンとヴントという二方面からの影響への素直な応答である。

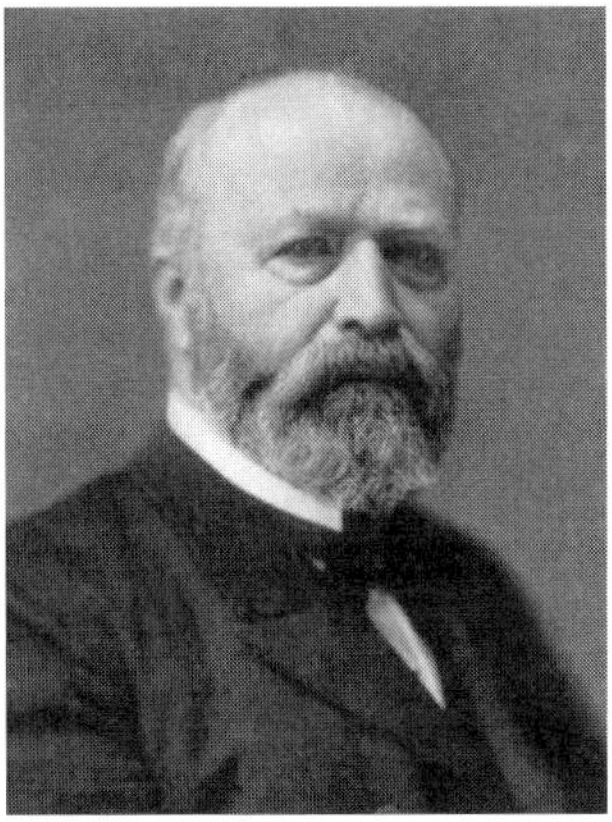

グッデン

ヴントの優しさと愛情に満ちた教育と違って、グッデンの教育者としての存在はまさしく厳父、しかしながら温情溢れる巨大な慈父のそれであった。ヴントが言わば母性的な師であったとするなら、グッデンは父性的な師であったと言うべきか。ともかく、ヴントとグッデン、この二人の師との出会いの印象を回想するクレペリンの筆は、いかにも懐かしそうに楽しそうであり、生き生きとしている。この二人の師について語れば、クレペリンの青年時代の記憶すらも詳細に鮮明になってしまう。

ここで、クレペリンがじかに見て活写している伝説的大人物グッデン教授の姿、出会いの前後におけるクレペリンの躍動する心境を、断片的にではあるが、われわれも思い描いて共有しておこう。

仕事を開始して数週間ほどして、グッデン教授が学期末休暇から戻ってきた。初対面で彼に強烈な印象を受けた。彼は、背丈の大きい頑健な身体と、学者というよりも傑出した技術者を思わせる頭脳の持ち主であった。彼は優れた観察力に恵まれ、精気に満ちていた。自然で、まったく飾り気がなく、自惚れなどとは無縁の人であった。われわれと接するときも、公務において重い責任を負った組織のトップであるにもかかわらず、上司風を吹かせるようなことは決してなかった。全員が狭い部屋を共有していたので、休憩時や喫煙時にわれわれと雑談に興じた。〔…〕このとりとめのない雑談は心躍らせるものであったが、それはグッデン教授の類い稀なユーモアのセンスのためであった。このユーモアで、彼はあらゆる人びとを包み込むように接していた。〔…〕いつも夜遅くまでつづくことになるこの談笑は、われわれ全員にとって強い興味を覚えるものばかりであった。グッデン教授が部屋に現われると、自然とその場の中心になってしまった。

彼は仕事に厳しく、過酷でさえあった。自分自身にも、他者にも常に最善のものを要求した。

（クレペリン 二〇〇六、三一―三二頁。〔…〕は中略を示す。以下同様）

グッデンのような偉大な人物のもとで仕事ができた医師たち、看護師たち、多くの患者たちとその家族たちは、恵まれていたろうとつくづく思う。問題は乱暴な看護行為。グッデンの真似をしたわけではないが、私も単身で予告なく病棟回診をして、信じがたい状況に出くわし愕然としたことが幾度かあり、怒りに耐えかねて、いま思い出すのも苦痛である。しかし、現場実情を知悉すること、これは管理者の義務である。この義務を回避して、間違いを犯した仲間の味方をする医療関係者が少なくないことを私は恥じる。その点で、グッデンは、その人格においても、まさしく厳父であり、慈父であり、巨人であった。若いクレペリンの筆が躍動していると見るのは、私の主観だけではあるまい。

グッデン教授の指導下で働くことを「熱望していた」クレペリンのいきいきとした筆はとどまるところを知らないが、もう一点だけ、科学的研究者グッデンがどうであったか、二二歳時にミュンヘン市アンシュタルト助手であったクレペリンの回想に耳を傾けてみよう。

彼の科学的個性の基本特徴を形成していたのは、無条件に確実な事実を追究するという不屈の信念であった。彼は自己欺瞞や付和雷同とは無縁の存在であった。考えられるかぎりのあらゆる手段を尽くして、何度も吟味された異論のない観察によって確証されたものだけが、彼には通用した。理論とか才気煥発な説明とかは、彼の眼中にはなかった。彼の考えでは、精神医学という迷宮への唯一の入口は解剖学による脳の構造の精密な分析であって、数多くの誤謬に満ち、誤解を生み出す臨床的観察ではなかった。〔…〕このような気骨の折れる方法によって精神疾患の解明に一歩でも近づこうとしているということを、彼の口を通して聞くことは感動的であった。とはいえ、彼はマイネルトのような大胆さには慎重な態度で臨んだ。マイネルトは彼〔グッデン〕

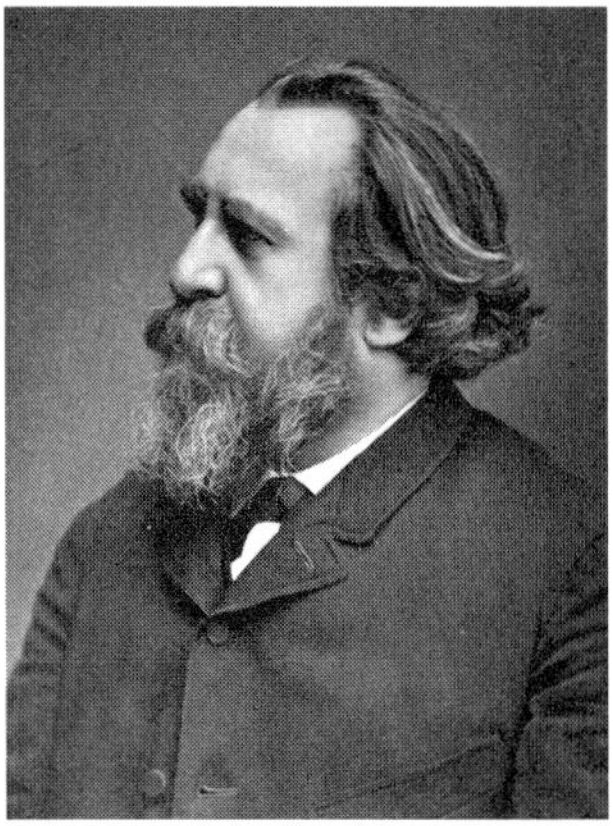

マイネルト

の研究仲間で、研究領域が同じで、同じような研究をしており、解剖学的所見から精神病を理解することを妨げるような無数の障害を克服しようとして、大胆な説を展開していた。（同前、三四頁）

テオドール・マイネルト（一八三三―九二年）はグッデンよりも九歳若いヴィーン大学教授で、強い意識変容を呈する古来の「アメンチア」概念の新たな明瞭化で有名である。ウェルニッケ、フォレル、ピック、フロイトらに影響を与えた。

私も若い頃マイネルトの分厚い原著論文を読んだ記憶があるが、大脳線維連合と精神現象連合のさまざまの大胆不敵な彼の組み合わせ方に啞然とした記憶がある。「（線維）連合の解体が錯乱である」というような、神経の話か精神の話か、分からない論旨が印象的であった。グッデンもクレペリンも、ついていけなかったのは明らかであり、フロイトもマイネルトが神経の話をいつの間にか精神（病）の話にすり替えてしまうような傾向を拒否していた。私の想像だが、マイネルトの発想を、グッデンは苦笑しながら峻拒し、クレペリンとフロイトはその大胆さに困惑しつつ結局は否定した、という印象である。グッデンが示している解剖学についての方法論的峻厳さは、後年のカール・ヤスパースの精神現象記述に関する方法論的峻厳さを連想させる。グッデンとヤスパースに共通するのは眼光紙背に徹する、しかしそれゆえにやや息苦しいまでの、自己に厳しい方法意識（言わば「超自我」に無条件に服する科学者の態度）である。マイネルトには、この方法論的自己限定の厳しさが欠けていた。

ヴントの優しさ

グッデン（とヴント）の前に出ると、クレペリンは、明るい、活気と精力に満ちた青年になったようだ。雑談、談笑に自然に溶け込んだ。ユーモアもあった若者だったろう。陰鬱で冷酷な研究の鬼は後年だけのものなのか？　そうとも言えまい。アルフレッド・ホッヘやクルト・コッレ、さらには内村祐之に「クレペリンにはユーモアなし、親しみのもてる温かい心の持ち主ではなかった」と言われるクレペリンではあるが、そういうクレペリンの心さえグッデンは「包み込んで」しまうような大人物だった。臆測だが、ヴントとグッデンの陰に隠れると、クレペリンは安心して、腕白坊主のような心のゆとりを得て、ユーモアのセンスを取り戻すが、この二人の庇護が失われると、周囲に恐れられ、周囲を傷つけてしまうような、過剰に自己防衛的な青年になってしまうのではなかろうか。これは私的な臆測ではあるが、すぐに撤回することもできない。それほどまでに、ヴントとグッデンのクレペリン庇護と包容の威力は大きかった。また、クレペリンには（誰の前にいるかによって反転してしまうような）人格二重性を思わせる傾向があった、と私は考える。クレペリンはまさにこの精神的な〝父・母〟の庇護のもとでのみ、他の誰も見たことのないような、安全保障感に満ちて温和な笑みを見せる若者だったと思われる。ヴントとグッデンを例外とすると、たいへん仲の良い兄カール（八歳年長）と事実上の婚約者になっていたイーナ（七歳年長）そして故郷のノイシュトレリッツの母は、心底から安心できる存在だったと思われる。若い医師クレペリンが硬い仮面をとって、少年エミールに戻るのをよく知っていたのはこころ優しい家族たちだけだったのかもしれない。それにしてもヴントとグッデンは特別の存在であった。

さて、一八七九年一〇月から八〇年五月、クレペリンは故郷に戻って残り半分の（二度目の）兵役につき、また同時に学位論文を書き始めた。公表された最初の論文「刑罰制度の廃止について」を書いて、刑法罰則による報復理論を排し、治療範例に従って刑を定めるよう主張し、原稿をヴントに読んでもらおうと送ったが、精神科臨床から遠かったヴントにはどうしたらよいのか分からなかったらしい。しかしそのあとグッデンの評価と推薦を受けて、この論文はモノグラフ（単行本）として一八八〇年九月に出版された。『刑罰制度の廃止』と題されたこの本の現物を私は見たことはないが、クレペリンには随分と理性的かつ倫理的な面もあったようだ。

慈母のごときヴント、慈父のようなグッデン、この二人に守られていなかったなら、クレペリンは、つまりわれわれの現代精神医学は、生き抜くための基盤を得られなかったかも知れない。また、周知の精神医学史自体が、現在見るようには育ちえなかったかも知れないとすら思われる。

卑劣漢フレクシッヒ

ここで、グッデンやヴントという師とはまったく異質なパウル・エミール・フレクシッヒ（一八四七―一九二九年）という名の先輩教授にも触れなければならない。

一八八二年二月、二六歳になったクレペリンはグッデン教授の承諾を得てフレクシッヒ教授が主宰するライプツィヒ大学精神医学教室に助手として転職した。だが、グッデンとフレクシッヒの間には既に厄介な事情が起こっていた。クレペリンの回想文を読んでみよう。

一八八一年の夏には、ライプツィヒ大学に新しく創設された精神医学教室を主宰することになったフレクジッヒ教授がミュンヘンを訪れた。彼は解剖学の研究だけしかしてこなかったので〔臨床経験がなく〕、ライプツィヒ〔大学〕での〔教授職就任〕準備のために、グッデン教授と共に精神医学の研鑽を積んでおきたいという思いがあった。彼は何度か臨床講義に顔を出し、教室でグッデン教授と議論に花を咲かせていたが、そのほかのところで彼のご尊顔を拝したことはとんとなかった。彼が帰ってからほどなくして、激しい怒りもあらわにグッデン教授が語ってくれたことは、大脳皮質のある部位では錐体路が独立していることをスライド標本で彼〔フレクシッヒ〕に示したことがあったが、この発見をフレクジッヒが活字に

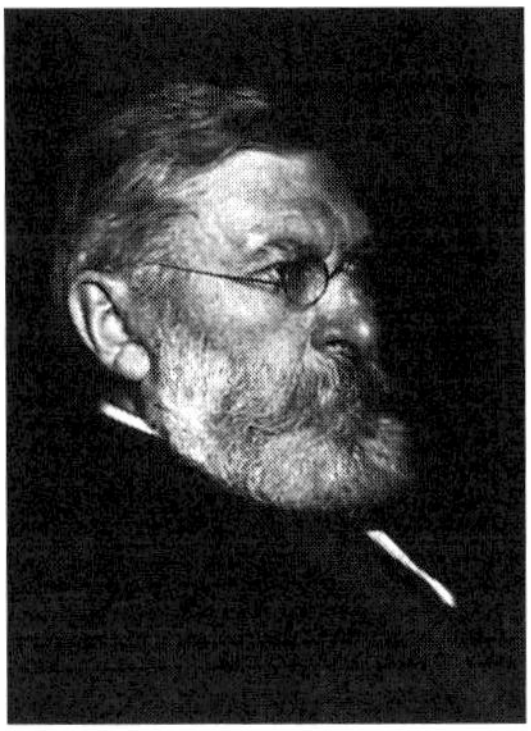

フレクシッヒ

してしまったということだった。(クレペリン 二〇〇六、三九頁)

つまり、解剖学しか研究経験がなく精神医学に無知であったフレクシッヒは、精神医学を学ぶためにミュンヘンのグッデンのもとで短期間勉強した。ところが、フレクシッヒはグッデンがおおらかな好意で見せてくれた発見的なスライド標本を無断で論文に載せてしまった。フレクシッヒの卑怯な剽窃である。恩を仇で返す所業であった。クレペリンは「激しい怒りもあらわにグッデン教授が語ってくれたことは……」と書いているが、グッデンとフレクシッヒ、この二人の人格の歴然たる高低差・大小差がよく分かるエピソードである。ともかく、グッデンは長く恨まず、おおらかな大人のままであった。しかし、フレクシッヒは執拗に一八八一年に為《な》されたおのれの悪事、この一件を根に持つ性格であり、逆恨みするような卑劣な小人であった。

そして、フレクシッヒ(三五歳)は、一八八二年の春にヴントの紹介でグッデンのもとからライプツィヒの精神科にやってきた若い助手クレペリン(二六歳)を八つ当たり的にいじめた。クレペリン自身、グッデンが被害を受けた一年前の剽窃事件の深刻さを熟慮していなかったようで、「理由も定かでないままに」フレクシッヒから攻撃され、わずか四ヵ月後の六月には職を辞してしまう。事情を知ったクレペリンの同僚も教室を辞める意志を固めたくらい、ひどい扱いであった。「……ありとあらゆる不愉快なことが起きた末に、六月一四日付で私は辞職した。望んでいた学問への挑戦の代わりに、無念さと恥辱だけが与えられたにすぎなかった」とクレペリンは回想しているが、フレクシッヒはやはり卑怯な男であった。剽窃という罪深い問題の種を自分で蒔いたのに、怖いグッデンには反撥せず、グッデンのところから来た弱い立場のクレペリンに攻撃を集中して、「自分が不在の時、この新任助手〔クレペリン〕では代用がつとまらない」と州政府の官僚宛てに誹謗中傷だけの告げ口をなしている。クレペリン自身がフレクシッヒの特徴を「底意地の悪さ」と回想しているから、余程のことである。さらに、「クレペリン君に教授資格が付与されるように」とお人好しのグッデンが頼んだところフレクシッヒは、いったん快諾する振りをして、結局はクレペリンを自分の教室から即座に追い出してしまったのである。

推測するに、この不快な出来事は、フレクシッヒの〝グッデン・コンプレクス〟とでも言うべき心の傷（研究剽窃露見の記憶と劣等感、事後の罪悪感の外化に由来する攻撃性）が弱い立場のクレペリンに向かって噴出するというかたちで起こったのだろう。

さらに、ヴントに対するクレペリンの非常な尊敬と親愛の情、精神科教室の不快な雰囲気から逃げるようにヴントの心理学教室に足繁く通う若い助手に対するフレクシッヒの嫉妬も加わっていたと想像される。じっさい、フレクシッヒはヴントと彼の実験心理学を嫌悪していたから、何とも厄介な人物である。

ともかく、ライプツィヒ大学の精神医学教室助手を辞職したクレペリンは、失望落胆の状態に陥り、金銭不如意にもなって路頭に迷うほど困窮し、こころやさしいヴントに同情され慰められ、庇護された。

フレクシッヒとシュレーバー博士

こうなると、フレクシッヒを主治医として信じてしまったシュレーバー法学博士のことも心配になってくる。シュレーバー博士はフレクシッヒの「底意地の悪さ」に苦しめられなかっただろうか？「心気症」患者として発症し、のちに重篤な幻覚妄想患者になった裁判官、後年になってその『ある神経病者の回想録』（一九〇三年）を解読し分析したフロイトに巨大な妄想論の基盤を提供することになる高級司法官ダニエル・パウル・シュレーバー（一八四二―一九一一年）法学博士とフレクシッヒ教授の初対面はフレクシッヒが三七歳、シュレーバーが四二歳のとき、一八八四年のことであった。さらにドレスデン控訴院民事部長になっていたシュレーバーの二度目の重篤な発症に際してフレクシッヒと再会しフレクシッヒのクリニック（その後、最終的には巨大なゾンネンシュタイン精神病院に転院した）に入院したのは一八九三年（初回入院から約九年後）のことである。

症例シュレーバーがその主治医であったフレクシッヒ教授の真意を糾すべく「公開状」を書いた日付は一九〇三年三月となっているが、『ある神経病者の回想録』本文においても、シュレーバーは「フレクシッヒの魂」による「シュレーバーの肉体を脱男性化する陰謀、淫売に貶めて凌辱し放置殺害する陰謀」を繰り返し糾弾している。ここにフロイトの言う同性愛願望問題を持ち込むと人間クレペリンの問題から離れてしまうので、ここでは触れない。ともかく「その場しのぎの嘘」（シュレーバー自身の表現）でシュレーバーを欺こうとした精神医学の素人フレクシッヒ教授への不信は根深い。

それゆえ、シュレーバーも、クレペリンと同様に、フレクシッヒ教授の精神的包容力の欠如、劣等感と虚栄心、冷たさと卑劣さ、つまりは「底意地の悪さ」を感じていた可能性はある。フレクシッヒ

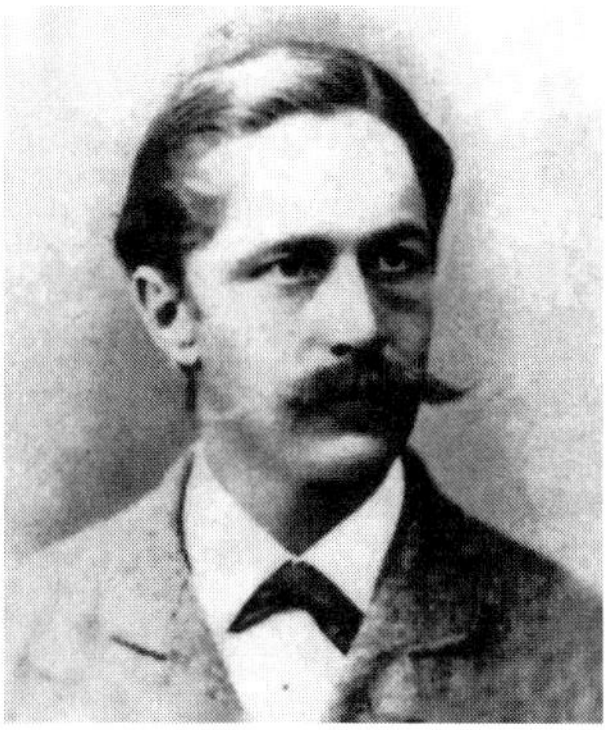
シュレーバー

の意図ないし精神科医としての力量を危惧するシュレーバーの懊悩は『ある神経病者の回想録』の中の以下のような文章に表れている。

> 当時を振り返って回想してみると、フレクシッヒ教授の治療計画は、まず私の神経抑鬱を任意の深みにまで押し下げ、それから突然の気分転回によって一気に治癒をもたらすことに存していたかのように思われる。少なくとも私はそれに続く出来事〔個室への暴力的監禁のこと〕をそのようにしか説明できず、そうでなければ、その出来事に関して、まさしく悪意に満ちた意図を想定せざるを得なかった。
> 〔…〕彼〔フレクシッヒ〕が本当に私の治癒の可能性を信じているかと誠意をこめて質問したとき、彼は確かに希望を持たせるようなことを言ったが、しかし――少なくとも私にはそう思われたのであるが――その際、もう私と目を合わせられなかった〔…〕。
> （シュレーバー 二〇一五、六四―六九頁。強調は原文による）

どうもこれらの経緯は一切がシュレーバーの病的体験の所産だとは思われない。至る所にシュレーバーの知性の鋭敏さと虚栄心の強い素人精神科教授フレクシッヒの卑屈な対応のコントラストが読み取れるからである。言うまでもなく、シュレーバーとクレペリンは直接には出会っていない。だが、ゾンネンシュタイン病院の図書館でハイデルベルクの少壮教授クレペリンの著書(『教科書 第五版』と『第六版』が主体)を熟読したシュレーバーは、初めてプロの精神医学を、自身の体験を知る基準として学んだ。これは間接的ながら重要な出会いだったと言えよう(人間クレペリンから離れてしまうテーマだが、興味深い件であるゆえ、シュレーバー著『ある神経病者の回想録』なる文献と本書末尾の註記も参照されたい)。

敬愛すべきヴント

さて、話題をヴントとクレペリンの関係に戻すと、クレペリンのヴント回想文の一部は以下のようであり、ここでもヴントとフレクシッヒの人間的高低差は鮮明になる。

ヴント教授の人柄は威厳があっても偉ぶらず、親切な暖かい心と冷静な客観的態度とが調和していた。精力的というよりも控えめで、会話も不器用に見えたが、弟子たちそれぞれの関心には通じており、口数が少ないながらも、いついかなるときでも、どのような問題についても、われわれに助言と援助を与えてくれた。彼の態度はまったく飾り気がなく、自然であったが、内には信念と確固たる自信を秘めていた。〔…〕

ヴント教授の講義を聴講した者なら、だれでも一目見て驚くことは、この痩せた、上背もあまり高くない、床面ばかり見つめて、羞恥心もあらわに教壇に昇る人物が、あらゆる方面において同時代では並ぶ者なき業績を誇る高名な学者なのかということである。しかし、ひとたび講義が始まると、彼の特色である沈着さと明晰さをもって、論理的な言説が次々に重ねられ、簡潔な動作と共に言葉が述べられていくと、理性によって広大な学問世界へ潜入し、高い観点から人間の内奥を探求しようとしているこの知的な人物独特の魅力に、だれもが虜になってしまった。（クレペリン 二〇〇六、四四―四五頁）

こういう師と出会ったクレペリンは幸福である。称賛という表現では足りず、むしろ、人間ヴントに惚れこんでしまっている。グッデンに対しては、また別の敬意がみなぎっていたが、それは父なる神への尊崇の念に近かった。こういう二人と親密に交流するクレペリンを指導する立場になった新米素人教授フレクシッヒが嫉妬に狂ってクレペリン虐待を強めたのは大いにありうることだ。状況証拠だけで断罪するのはいけないことだろうが、やはり、フレクシッヒの所業は全体として許されることではない。

その後、教授資格論文を提出する際に、フレクシッヒは尚更にしつこく、ザクセン州政府の担当官僚宛てに「［クレペリン助手は］科学者としての能力に問題はないが就業態度が不真面目である」との報告を提出し、クレペリンに教授資格を与えることに否定的であった。今度もまたグッデンとヴントの支持や取り成しがあって、ようやく「大学教授資格に関する審査を受ける資格あり」とされた。クレペリンは、資格取得審査において、進行麻痺について述べ、また「破瓜病は一つの特定疾患ではなく、発育期の特別な事情によって、鬱病または躁病が悪性の経過をとるようになった一病型である」

との説明をした。曖昧な表現があるにせよ、破瓜病という疾患単位を見事に記述したにもかかわらず単一精神病論的地平を脱し切れていなかったヘッカーの発見の特徴、時代の制約とも言うべき事情を考慮して、なお、ヘッカーに同意している高い見識である。また、躁鬱病にまつわるクレペリンの考えの揺れ、矛盾する思考、迷いはこの頃から既に始まっていたことも理解される。

クレペリンは、学問的に、じつに粘り強かった。耐えがたきを耐えてフレクシッヒという名の試練を克服したようだ。

若いクレペリンが教授資格試験をめぐってフレクシッヒに意地悪され始めた一八八二年頃から疾患単位学説の完成をみる『精神医学教科書 第六版』刊行まで約一七年という歳月を要しているが、愚痴をこぼすような記録はない。クレペリンの「真理愛」（コッレ）は筋金入りであった。グッデンもヴントもこの長所を見抜いてクレペリン守護の役割を続けたのだろう。

さて、教授資格を得たものの、ヴントの教室での助手の地位すら空席がなく、お金と食べ物のためもあって、いやいやながら出版社から執筆依頼されヴントも薦めてくれた『コンペンディウム・デル・プシキアトリー（精神医学提要）』（以下、『コンペンディウム』と略。以後に改訂増補され続ける『精神医学教科書』の「第一版」に相当する）を書き始めた。クレペリン自身は、本当のところ「犯罪心理学」のモノグラフを書きたかったのだと後年になって告白している。

3 『コンペンディウム』から『精神医学教科書』へ深化

フレクシッヒに解雇されるかたちでライプツィヒ大学精神科助手の席を追われたのは、一八八二年六月中旬であったが、その後のクレペリンを惨めな日々が待っていた。仕事なし、給与なし、所持金なし、財産なし、患者なし、研究も研修もなし。要するにクレペリンはフレクシッヒの憎悪に追われて、二六歳の無職無給医師になってしまったのである。グッデンの善意に支えられてミュンヘンからライプツィヒに転じたのは僅か四ヵ月前のことで、これ以上グッデンに甘えるわけにはいかない。ミュンヘン大学精神科には空席がないことも知っていた。

クレペリンは日々の生活の苦境と困窮の中で、同じライプツィヒにいるヴント教授にすがるしかなかった。ヴントの心理学教室には助手の空席がなかったが、クレペリンは、教授資格取得の計画を断念しないために、ヴントのもとにとどまった。クレペリンにとって、これは、意地でも名誉回復せんとする行動であった。なぜなら、フレクシッヒによる解雇の理由として、「学問的能力について疑問はないが、性格的に難点があり……」ということがフレクシッヒ自身によって文部省の担当官に報告されていたからである。これに従うかたちで、ライプツィヒ大学医学部からは「教授資格を取得する前に、身の潔白を証明する必要がある」との通知がなされてきた。この不快極まる事情ゆえに彼はライプツィヒにとどまったとも言える。ヴントに支えられつつ自身の「名誉回復」するために。

だが、困ったことに、クレペリンには、証明すべき「身の潔白」ということの意味が理解できなかった。この悪意に満ちた告げ口、フレクシッヒの憎悪がなおも作用していたのである。ヴュルツブルク大学の大先輩リネカー教授やグッデン教授のクレペリン推薦状、そして、ヴントによる文部大臣宛ての仲介状のおかげで、クレペリンはザクセン州政府の文部大臣と直接に長時間にわたって事情を説明する機会を与えられ、大臣との面会が実現した。

この年の秋の休暇になって「問題なし」との通知が得られ、クレペリンは、進行麻痺に関する講義の審査を受け、口頭試問も通過して、ようやく私講師になったのだが、生活全般の事情は変わらず、ヴントの教室で面倒をみてもらう日々が続いた。ノイシュトレリッツの実家からの送金も若干はあったようだ。また、クレペリンには私講師奨学金が与えられることになったが、こういうことを口にするヴントではないから、「この件で尽力してくれたのはヴント先生だ」というのはクレペリンの妥当な推測である。

一八八三年、二七歳時、先にも見たようにクレペリンは『コンペンディウム』を復活祭まえに書き終えて、出版した。犯罪心理学の本を書きたいと言っていたクレペリンを執筆の方に励まし、元気づけたのはヴントであった。『コンペンディウム』は古典的名著という評価こそ得られなかったが、のちの教授選考に際しては役に立ったし、後年になって世界を征服することになる精神医学体系への進軍開始を告げる画期的な第一歩にもなった。

『コンペンディウム』の目次

『コンペンディウム』の目次を略記すると以下のようになる(渡辺訳)。

(1) 抑鬱状態：単純性メランコリー　妄想を伴うメランコリー
(2) 朦朧状態：病的睡眠　癲癇《てんかん》及びヒステリー性朦朧状態　昏迷 - 恍惚　急性痴呆
(3) 興奮状態：活動性メランコリー　マニー　譫妄性《せんもうせい》興奮
(4) 周期性精神病：周期性マニー　周期性メランコリー　循環性精神病
(5) 原発性妄想病
(6) 麻痺性痴呆
(7) 精神的衰弱状態：発達畸形　道徳性精神病　神経衰弱状態　老年性痴呆　二次性衰弱状態

『コンペンディウム』が後年の版と著しく異なる点は、クレペリンが精神病症状の分類記載で満足し、その症状の基礎となる疾病本態（疾患単位性格・病的過程（プロツェス）の問題）に関心を向けているとは言えないこと、つまり〝想定された疾病本質に依拠して発生してくる精神疾患現象〟という構成の仕組みをいっさい想定しなかったことである。症状の記述あるいは状態像の平板な列記のみがなされていた。

ここで、痴呆と精神的衰弱状態は同視されている。だが、痴呆であっても狭義の知的低下が認められないもの（情意鈍麻）、一過性で回復してしまう痴呆（昏迷、意識変容）も見出されている。この時点で、「朦朧状態」、『第二版』と『第三版』で急性疲労状態とされた「急性痴呆」（この「急性痴呆」なる用語は『第六版』以降で抹消されて、早発性「痴呆」と器質疾患性「痴呆」に分けられた）は、短期間に軽快することもあるとされた。名称は抹消されたものの、この「急性痴呆」概念は、のちに緊張型・破瓜型の分裂病性（ブロイラーによる概念）経過の多様性を見るにあたって有用であったことが明らかになってゆく。

「人格」なき精神病像記述

クレペリンの「記述」は「人格」とは無縁の、言わば「人格」から剝ぎ取られた断片的症状集合のための方法であった。以下のような証言がある。

沢山の患者の症状を患者の個人の性格、生活史、症状出現の状況から切り離して取り出し、つまり、症状を患者の全体像から独立した対象として言語化し、それを内容に従って分類して記述する〔…〕この方法は、第一版〔全体で三八四頁〕から第九版〔全体で二四二五頁〕に至るまで一例の症例も詳述されていないほど徹底している。（高野　一九八四、一四三頁）

このように、躁鬱病の症状群と、早発性痴呆の症状群とは項目的に或る程度分れて記述されているが、しかし、Verrücktheit は躁鬱病から明瞭に分離されているわけではない。すなわち、ここでは早発性痴呆は〔思春期発症の〕躁鬱病の一型という口述試験で述べた考えと同じ立場が取られているのである。（同前）

以上のように、『第五版』に至るまではクレペリンにもカールバウムやヘッカーに似た単一精神病学説親和性（疾患単位学説としては体系的分類秩序に欠ける傾向、病的プロツェスを個々に独立した疾患本質としては措定しない傾向）が認められる。だが、むしろ、『第五版』までの方が無理のない臨床直感にふさわしかったと言うべきか。『第六版』には「躁鬱性精神病」概念が初めて独立疾患として分離されていて、それゆえに、この『第六版』は画期的な「版」と見なされるわけだが、この操作によって、「人格」概念の否定とともに、独特の人工的分類性、人為操作性、秩序への無理な願望、要するにクレペリン精神医学体系の人工性と生硬性などがより明瞭に前景化してくる。

『コンペンディウム』の評価はともかく、フレクシッヒの悪意によって、クレペリンが、研究妨害どころか途方もない実生活上の苦労を強いられたこと、しかし、意外にもクレペリンの味方をしてくれる人々が少なくなかったことには留意したい。

斎藤茂吉や愛弟子ヨハネス・ランゲの心を傷つけ、内村祐之に警戒心を抱かせ、クルト・コッレが、師の「精神病質者」への偏見や民族差別主義的偏狭さゆえに怒りをおぼえ批判的にもなったクレペリンの性格の厄介な特性は確かだろう。だが、しかし、〝クレペリン君のために……〟と周囲を動かす、無垢善良な少年の如き青年医師もまたクレペリンなのである。性格の二面性ないし表裏性が状況反応的に現れただけであるのか、矛盾に満ちた性格は生来のものなのか、世間的に偉大になると性格変化も起こることがあるのか？　これらの問題は、壮年期になって目立ってくるが、現時点ではよく分からないと言っておくしかない。

4　カールバウムと就職問題、グッデンとの死別、ハイデルベルク学派の始祖に

一八八三年、『コンペンディウム』を上梓したクレペリンは、経済的に自立し結婚して妻と家庭生活を送りたいと思い、学会で知り合ったカールバウムに頼み込み、ゲルリッツにある彼の個人病院に就職することを希望した。カールバウムは快諾したという。

なおクレペリン自身の回想ではカールバウムの方から先に、「ゲルリッツの病院で働かないか？」と或る集会でクレペリンを誘い、クレペリンは一旦保留したということになっている。だがクレペリンは「結婚の夢」を果たそうと焦り考えて「まっさきに浮かんだのがカールバウムの病院であった」と自身で正直に回想しているから、二人の意気投合がほとんど同時に起こったと見てよかろう。

カールバウムとのすれ違い

ところが、約束の直後にクレペリンがヴントに報告したところ、絶対の信頼と敬愛を寄せていたヴントから逆に「なぜ好んで一個人の奴隷になるのか？」と詰問され、途端に気持ちが醒めてしまった。クレペリンは、カールバウムとの約束を反故にして、ゲルリッツ行きを取り止め、ヴントの研究室で毒物への生体反応時間の研究やアルコールの作用に関する研究を続け、さらに光感覚についての新たな心理学的実験を始めた。また、観念連合の実験を行って、自分は倫理学と美学に関与しているのだとの考えに思い至った。

この当時は、将来、実験心理学の助手になるかも知れないと考え、精神医学の道を断念して哲学講師への道に転じることも考えるようになった。ヴントがまたも相談にのってくれて、彼も哲学ないし心理学の道に転じることに一応の同意を示したが、ライプツィヒでの無職無位無冠無収入の生活の苦しさはここまでクレペリンを追いつめたのだ。そして一八八三年夏の或る日のこと、クレペリンの指に婚約指輪を認めたヴントは即座に弟子の窮状を理解し、「すぐに認められる見込みはありません、すぐに教授に出世するのも不可能です、結婚は無期限延期になるでしょう」と恐らくは優しく丁寧にクレペリンを諭した。こうなると次に頼るのは、厳父にして慈父たるグッデン教授しかいない。

グッデンは「精神医学の道を行くべきだ」と明快に断じ、ミュンヘン州立精神病院の席を一つ与えてくれ、グッデンの助手で私講師をしていたジグベルト・ガンゼル（一八五三―一九三一年）（ヒステリー性ガンゼル症候群の発見者）が担当していた講義を二つに分けて、クレペリンに犯罪心理学と実験心理学の講義を受け持つように配慮してくれた。

心理学ないし哲学への道をいったんは考慮したクレペリンの奥深い心境は知るすべもないが、一二年間も結婚を待ち続けていた七歳年上の婚約者イーナは、「カールバウムの病院には行かない」と聞いて、さぞかし落胆したであろうと想像される。優しく、悩ましくクレペリンの気持ちに耳を傾けるヴント、合理的に行動し即座に迷宮を脱するべくすみやかに強い手でもって弟子を救ってくれた大人グッデン、この二人の援助はここでもクレペリンの生き方を導いたのである。

さて、いまさら言っても仕方ないことだが、〝カールバウム・ヘッカー・クレペリン〟という三人の揃い踏みがゲルリッツで見られなかったのは残念である。恐らくはヴントの一言が効いていたのだろうが、優しい善意が歴史の軌道を変えてしまうこともあるわけだ。

もしもクレペリンがゲルリッツに行っていたなら、早発性痴呆概念における下位病型たる妄想性痴呆とパラノイアとの相互関連の問題、躁鬱性精神病概念の拡大あるいは縮小（限定）という深い宿題、癲癇性精神病とヒステリー性精神病と緊張病が三つ巴をなす相互的な関連性は如何という問題、単一精神病学説と疾患単位学説との関連をめぐる多くの仮説と試論の思索、いわゆる非定型精神病群（特に後年になってカール・クライストや満田久敏が考えたもの）の取り扱い方、症候群学説の役割如何など、多くの難問が現在とは別様の立て方になっていたことであろう。

「……たら、……れば」の話はもうやめたいが、ここに列挙した難問あるいは仮定は、ネオ・クレペリニアンが世界を席巻するようになった現在でもなお深部で息づいているのだから（第II章第1節—第2節参照）、いまは、歴史の流れの不思議、分水嶺出現の偶然性に嘆息するしかない。

結　婚

さて、話題を少し早期に、グッデンに救われて困窮を脱した頃の青年クレペリンに戻そう。

クレペリンは、一八八三年の秋、グッデンの尽力で、再びミュンヘン州立精神病院助手になり、翌一八八四年の七月にシレジア（現在ポーランド南西部の地域、西方でドイツに、南方でチェコに接している）のロイブス精神病院に上級医師として移り、ようやく定収入を得るようになった。そして、二八歳になったクレペリンは、一五歳時からの恋人で、二年前の春に正式に婚約していた七歳年長（当時三五歳）のイーナ嬢と結婚した。

結婚式前後のありさまをクレペリンが回想している。またしても意外と思われる彼の一面が見られるので少し引用しておこう。

ミュンヘンを去ろうという決意を支配していたのは、自分の家庭をもちたいという望みであった。そこで、ロイブスにおける新しい職場からの採用通知を受け取るや否や、私の未来の花嫁に電報を打った。結婚は今年の秋〔一八八四年一〇月〕に決まった、と。一〇月二日の夜一〇時に小さなランプを手に、オーデルの森の闇夜を抜け、曲がりくねった小道をどうにか辿りながら、マルシュ駅にようやく到着し、深夜発の夜行列車でベルリンに向かった。明けて一〇月三日の午後に〔…〕新婦になる人と落ち合った。私のそばには、私の母がいた。結婚式は翌朝おこなわれ、午後には故郷のノイシュトレリッツに向かい、そこで母と別れてベルリンへ着いた。夜行列車に乗り、マルシュへ到着したのは翌朝であった。神秘的な秋の朝日に照らされたオーデルの森を抜け、最高の気分でわが家に着き、すでに到着していた荷物の紐をほどいた。ミロのビーナス像が、最初に解いた荷物に入っていた。（クレペリン 二〇〇六、五四—五五頁）

何とも微笑ましい光景である。

「天真爛漫、嬉しいこと、悲しいことが単純にはっきりしている、五歳から八歳くらいの子どものイメージ」とは安永浩の「中心気質」（後述）についての描写だが、クレペリンの結婚式前後の様子はまさに歓喜に震える「子ども」、センチメンタルなくらいにロマンティック（そして少しエロティック）な、歓喜で興奮してしまった「子ども」を思わせる。誰しもそうなる瞬間なのかもしれないが、〝冷酷で陰鬱な研究の鬼〟というイメージとの乖離が大き過ぎて、改めてクレペリンという人物を考え直す必要があると思われてくる。回想してこれを書いているクレペリンはもう六〇歳を過ぎたかどうかという年齢だ。日記をつけていた可能性はあるが、記憶力もたいへんなものであり、やはり、何とも微笑ましい。クレペリンが愛妻家であり、良き息子、良き父親、良き家庭人であったことも確かだろう。

カント＝ラプラスの「星雲説」への憧憬、一五歳での事実上の婚約、そして、スペインの画家ムリリョの「聖母マリア画」に魅せられる感覚、南洋熱帯旅行で感じる恍惚とした心身放蕩体験、イタリアの別荘の庭の手入れへの異様な没頭……等々、こういう、「内面の祝祭性」を抱き続けているクレペリンというイメージについては、詳しく後述することになるが（本章第6節、第Ⅱ章第4節）、まず、間違いなく重要な（隠されやすい）真実だと考えていい。

グッデンの死

結婚式をめぐる微笑ましい、夢見るような光景については、これくらいにしておいて、リアルな史実に戻る。

一八八五年五月、ロイブスを離れてドレスデンの精神病院上級医師となる。また、このころ、偉大なるグッデン教授と最後の別れがあった。

一八八六年四月、クレペリン夫妻はドイツを去り、汽船に乗り、長時間のロシア鉄道の旅を経て、ドルパート（現在エストニアのタルトゥ）大学教授に就任し、新居を構えた。ドルパートのクリニックは助手二人の粗末な建物で、ペテルスブルクの役人も能無しであった。だがロシア人は精神病者に対する偏見がなく、八〇人くらいの病棟はいつも満床だった（ドルパート大学は一六三二年に当時のスウェーデン王グスタフ二世によって設立された由緒ある大学。医学部精神科の新設は大分遅れて一八八〇年。初代教授はヴュルツブルク大学で講師としてクレペリンを指導したヘルマン・エミングハウス）。

有名なグッデンの悲劇。この事件に関するクレペリンの体験も生々しい。つまり、一八八六年七月、新妻をグッデン夫妻に紹介しよう、ドルパートで始まっていた新しい生活についてグッデン先生に報告しよう、というプランをもってスイスに休暇をとっていたクレペリンは、「ルートヴィヒ二世と医師が（六月一三日夕刻にシュタルンベルク湖畔散策に出掛けてから数時間後）ともに溺死体で発見された」との噂を聞き、すぐにグッデン教授だと直感し、ミュンヘンに向かい、グッデン未亡人を弔問した。未亡人は、グッデンが彼女と最後に別れるとき「生きてか死んでか、いずれ帰ってくるよ」と言って出かけたことからも、「亡き夫は深刻な情況を知っていたらしかった」、とクレペリン夫妻に語ったという。このとき、グッデン六二歳、ルートヴィヒ二世は四一歳（因みにクレペリンは三〇歳）であった。

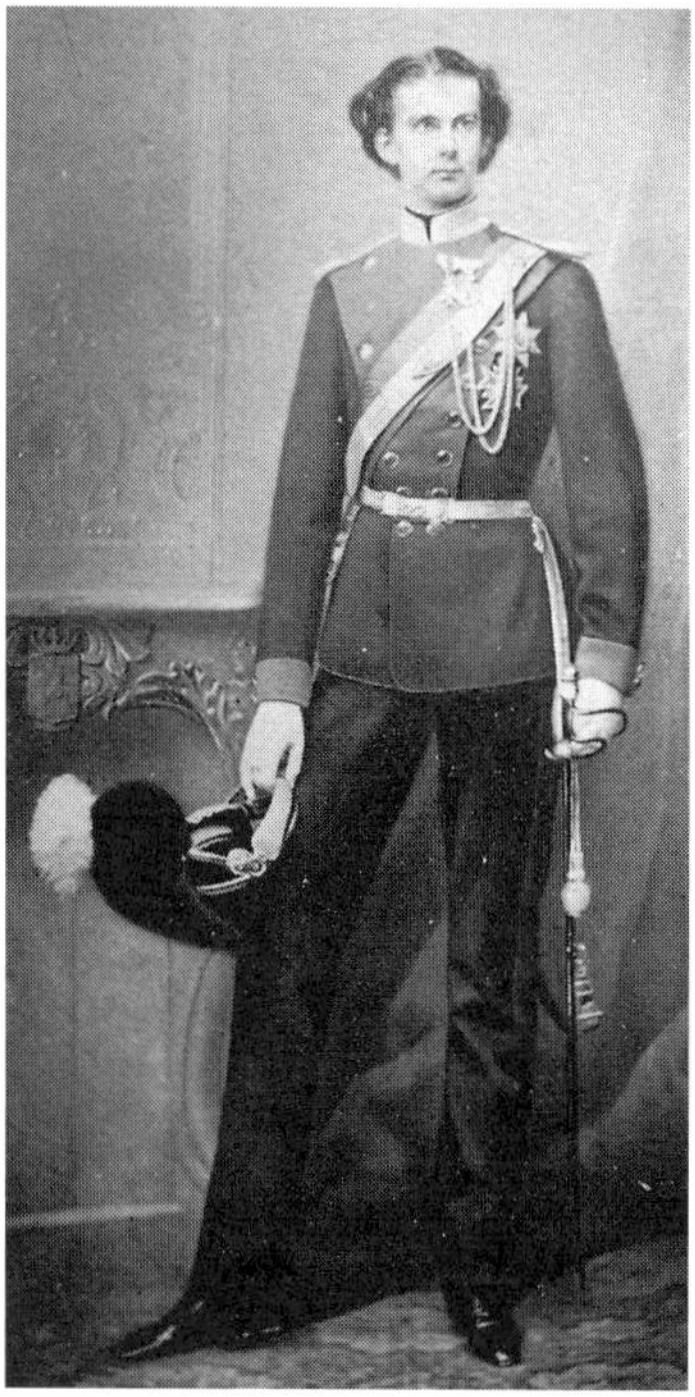

ルートヴィヒ二世

「深刻な情況」の実際は不明だが、民衆の興奮はまだおさまらず、グッデンは水死したのではなく大金をアメリカに持ち逃げしたのだという噂まで広まり、グッデンの墓をあばこうとする暴徒の動きや悪ふざけもあったという。この溺死事件の真相はいまだもって不明のままである。永遠に謎であるかもしれない。われわれは森鷗外の美しい作品『うたかたの記』で満足すべきなのだろう。

一八八七年、『精神医学教科書 第二版』出版。一八八九年、『精神医学教科書 第三版』刊行。『第三版』からは"katatonischer Wahnsinn"が加えられるなど、カールバウムの影響が少しずつ前景化し始めた。躁鬱性精神病の昏迷状態も少し記述されたが、大部分は分裂病性の緊張病状態と昏迷状態とされ、破瓜病は「無力性（asthenisch）錯乱」とされて分類された。

クレペリンの精神医学秩序は、まだまだ混沌としていた。ドルパート滞在中のクレペリンの主題は、緊張病問題、とりわけ、緊張病症状であり、特に、命令自動症（催眠術などを施されないのに全身が受動的に蠟人形のように変形固定させられる緊張病症状）が重視された。とは言え、緊張病の疾患経過追求（疾病論）の意味はクレペリンにとってまだぼんやりしていたようだ。他方、思春期に多く発症し、急性に痴呆化してしまう重篤な（ヘッカーの）「破瓜病」はクレペリンの構想の中で重みを増していた。

一八九〇年一一月、クレペリンに長男が生まれた（上に三人の女児がいたが長女と三女は死亡。一般に長女とされる次女が成長して医師になったと推測される）。一八九一年三月、クレペリン（一家）は招聘を受けてハイデルベルク大学に到着した。「ほとんど五年間を国外追放者同然に過ごしたわれわれのような者ならだれでも、この日をどれほど待ち焦がれていたかを理解できるであろう」（クレペリン二〇〇六、八九頁）と書いているから、余程嬉しかったことと思われる。旅行の途中で、娘が化膿性中耳炎に罹患した。すぐあとには息子が後頸部リンパ節炎由来の敗血症で死亡してしまった。クレペリンは自分でもありえないと思っていたハイデルベルク大学主任教授に就任したのだが、それは同時に、仕事に没頭して長男を亡くした悲しみを忘れようとする日々にもなったのだろう。

じっさい、クレペリンの仕事の骨格を成す『精神医学教科書』の『第四版』から『第七版』までのすべては、ハイデルベルク大学において生み出された。悲しみと仕事への熱中と創造への結実が見られる。長男の死が契機になって反跳的に偉大な業績が達成されたとは言うまい。事実として明らかになっているのは、のちに医師になった長女（厳密には次女）を含めると子供は七人挙児となるが、三人を幼児期に病気で失っている。臍帯巻絡《さいたいけんらく》でほぼ死産であった初産の女児、ジフテリアで亡くなった女児（三女）、敗血症で亡くなった長男。元気に育ったのは四人の女の子であったようだ。しかしクレペリンは子供たちについてまとまった記録をしていない。

ハイデルベルクの方へ

話題をいわゆるハイデルベルク学派の方に向けていこうと思う。カールバウムとクレペリンが惜しくも擦れ違ったあと、何が起こりつつあったか。暗く寒いエストニアで耐えていたクレペリンの表情と心境とその変化の実態を想像したいので、クロノロジカルに眺めておきたい。

興味深いエピソードは多々あるが、特別に重要な道筋は、暗い極寒のドルパートの街での五年間を経て、温暖で美しいハイデルベルクに回帰してくる曲線だろう。

やがてクレペリンが向かうことになるハイデルベルクは、一九世紀末年、クレペリンを待ちつつ、豊饒なる知的炎上の期に近づいていて、精神医学史上、特別の地になりつつあった。その当時のクレペリンをめぐる学問的雰囲気をあらかじめ書き留めておきたい。

この当時、組織染色法が進歩し、神経組織の細かい病的変化が把握されるようになった。そして一八八三年、弱冠二三歳のミュンヘン大学医学生フランツ・ニッスル（一八六〇―一九一九年）が神経細胞を鮮明に描き出す染色法を発見し、大脳皮質構造の解明に光を与え、研究者たちを驚嘆させた。ニッスルの研究は四歳年長のクレペリンにも強い衝撃を与えたが、クレペリンは、左眼に暗点ができてしまったゆえに顕微鏡研究をあきらめ、ライプツィヒ大学実験心理学教室を舞台にして、ヴントのもとで実験を続けることになった。

一八八五年、ニッスルは、ミュンヘンのグッデン教授の助手になったが、翌年にグッデンはバイエルン王とともに謎の溺死をしてしまったので、一八八九年、フランクフルト大学に移り、そこで四歳年下のアロイス・アルツハイマー（一八六四―一九一五年）と出会って友人になった。

二一世紀になって高齢者と認知症の増加が大問題となった現在、ニッスルとアルツハイマーの出会いを実現し、この二人をのちにハイデルベルクにおいて結びつけることになるクレペリン教授の存在

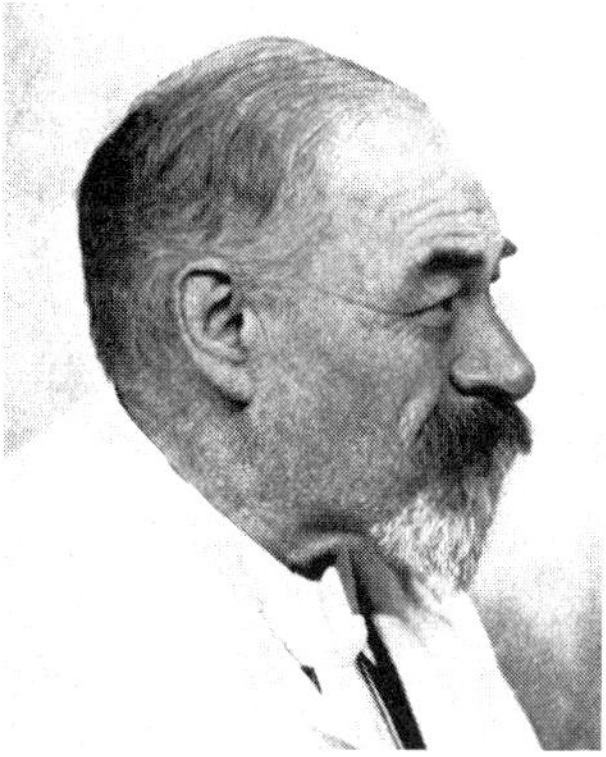

ニッスル

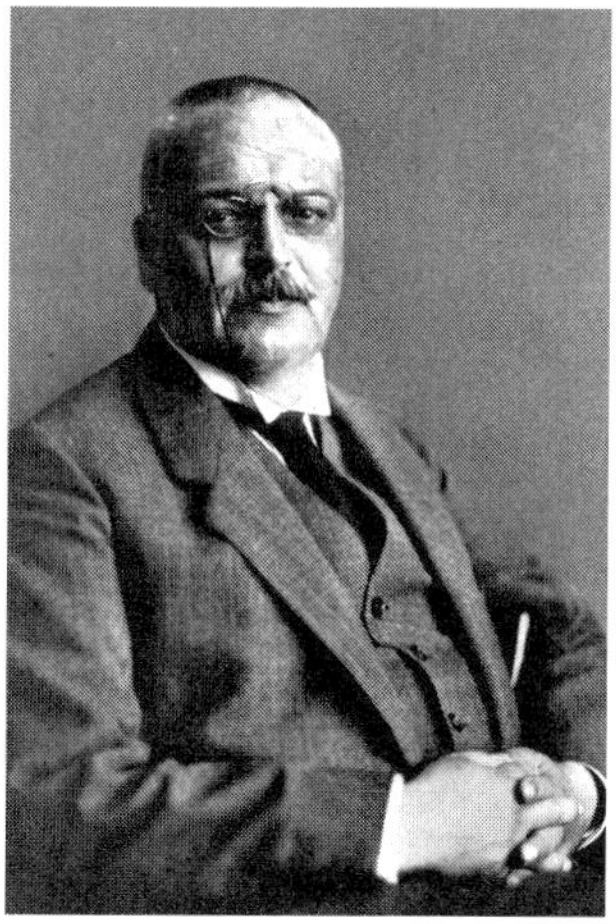

アルツハイマー

の重要性はよく分かる（第II章扉写真参照）。クレペリンは一八八六年にドルパート大学教授になっていたが、五年ののち、一八九一年、予想もしていなかったにもかかわらず、招かれてハイデルベルク大学精神科の教授に転じることになる（ハイデルベルクにおけるクレペリンの精神医学体系化の進捗状況、学問的高揚そして本人のハイデルベルクに対する深い愛着については後述）。

アニリン染色素（マゼンタ・レッドからメチレン・ブルーに至る染色法）を用いて神経細胞の内部構造を染め上げる「ニッスル染色」の成功（一八九三年）ののち、ニッスルは早くも一八九五年にクレペリンの招きを受けて、ハイデルベルク大学に移っていた。そして、アルツハイマーもまたクレペリンに招かれて、一九〇二年にハイデルベルクに移籍。一九〇三年一〇月、四七歳のクレペリンがミュンヘンに転じ、俊才カール・ボンヘッファー（一八六八―一九四八年）が約一年間だけハイデルベルク大学教授を担当したのちブレスラウ大学に転じ、ニッスルが一九〇四年に主任教授に就任して（四四歳）、一九一八年まで一五年間にわたって教室を主宰した。いわゆる第一期ハイデルベルク学派の形成をニッスルが、クレペリンの指導を継承するかたちで、推進したわけである。

二〇世紀のはじめ頃、ニッスルのもとに、パウル・シュロェダー、ハンス・グルーレ、アルブレヒト・ヴェッツェル、カール・ヴィルマンス、カール・ヤスパース、ヴィルヘルム・マイヤー＝グロース、ウーゴ・チェルレッティら、精神病理学を中心とした俊才たちが集まり育った経緯はかなりよく知られている。

また、クレペリンからニッスルを経てカール・ヤスパース（一八八三―一九六九年）に至るという精神医学の系譜は軽視できない。もっともこの系譜は、それまでの臨床密着的研究態度から理念的精神性（「ハイデルベルク精神（spiritus heidelbergensis）」と言われる批判精神）の宣明へとヤスパースによって質を変えていった。また、ナチスに協力してしまったカール・シュナイダー（一八九一―一九四六年）の登場（と自殺）によって切断されかかったハイデルベルク精神のヒューマニズムの流れがニッスル教室の外部から来たヤスパースの盟友クルト・シュナイダー（一八八七―一九六七年）によって受け継がれたのは喜ばしいことだ。

先走りのついでにさらにここで付記しておく。クルト・シュナイダーのつぎの主任教授ヴァルター・フォン・バイヤー（一九〇四―八七年）が展開した人間学的精神病理学は第二次大戦の敗戦後、二〇世紀半ばにハイデルベルク精神の再生を告げたが、その弟子たち――クレペリンの孫の世代に相当するカール・ペーター・キスカー、ヴェルナー・ヤンツァリック、パウル・マトウセク、フーベルトゥス・テレンバッハ、ヴォルフガンク・ブランケンブルクらの俊才たち――は、新たなる開花を急ぎ一時期輝いたが、哲学を重視し過ぎたようだ。換言すれば、これらの精神病理学は、多くの臨床精神科医にはついてゆけないほど過度に哲学化（現象学化、存在論化ないし人間学化）されてしまったようである。一九八〇年にDSM-Ⅲが刊行されて、始祖鳥のようなクレペリンの体系が皮肉にも回帰してきた二〇世紀末の頃、哲学的になり過ぎた観のあるハイデルベルク精神の研究的創造性は急速に衰退していった。

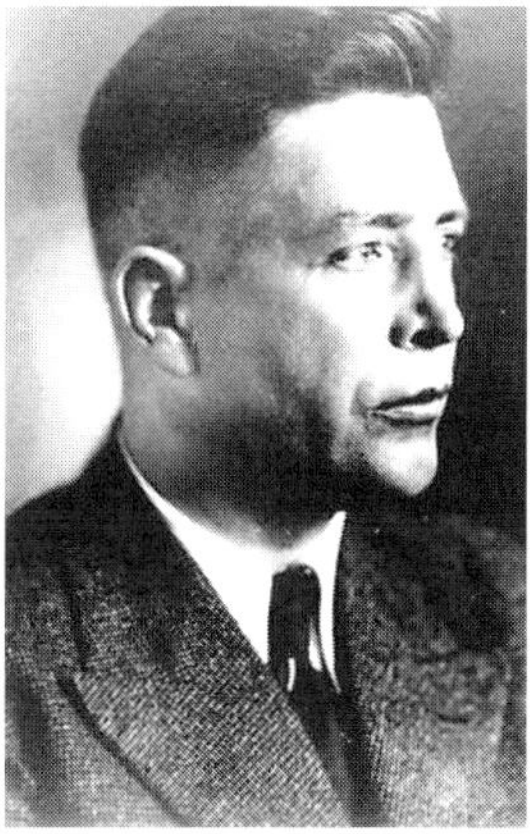

カール・シュナイダー

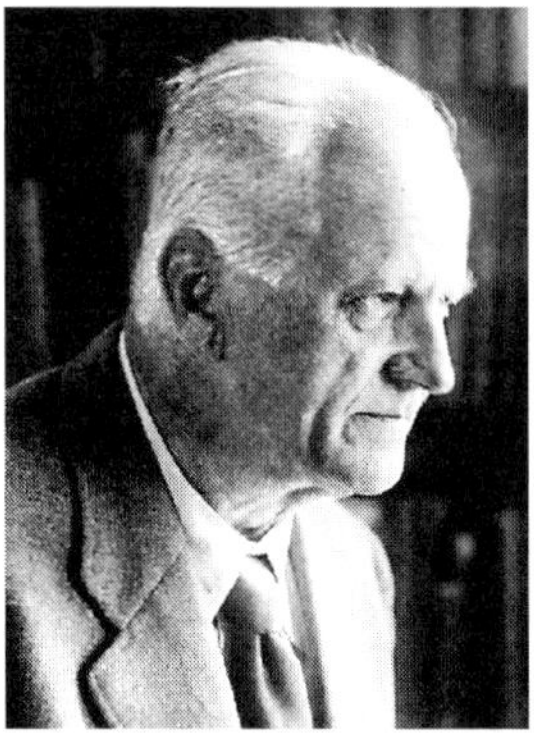

ヴァイツゼカー

唐突な考えと響くかもしれないが、ハイデルベルク「精神」を二一世紀まで一貫持続させる力を発揮してきたのは、二〇二一年夏に九〇歳の天寿を全うした京都の木村敏だけなのかもしれない。直接に氏から聴き知ったことだが、木村はヤスパースの精神病理学をまったく評価しなかった。それゆえ、ハイデルベルク「精神」と木村精神病理学とを結びつけたのは、ハイデルベルク大学の独創的な神経学教授であったヴィクトール・フォン・ヴァイツゼカー（一八八六—一九五七年）の学問であった。〝クレペリン・ニッスル・ヤスパース〟という系譜とは多少とも異質なハイデルベルク「精神」が木村敏には流れている、と言うべきだろう。ハイデルベルク精神と京都学派が共有したもの、それは神秘的とも言いうる生命論の伝統であった。

5　冷徹な学者、研究の鬼、ユーモアも社交もない求道者

ハイデルベルク「精神」を散策しているうちに、いつの間にか一世紀近い時間が文面上で流れてしまった。以下、ゆっくりと、クレペリンが晩年に近づいてゆく時代に戻ろう。

クレペリンについて最も鮮烈な印象をわれわれに与えているのは最晩年の弟子とも言えるクルト・

コッレ（一八九八―一九七五年）の手になる短いクレペリン評伝の冒頭部分であろう。この小さな評伝はコッレが編纂した『大神経科医たち（*Grosse Nervenärzte*）』（一九五六―六三年）の第一巻に収録されている。

ちょっと脇道にそれるがコッレという人の噂は私が研修医になった頃、つまり一九七三年の頃だが、耳に入ってきていた。たとえば、ミュンヘン大学の精神医学教室での症例検討会で或る若い精神病理学者が「この患者は「実存うつ病」と診断されるべきです」と発言した。これを聞いたコッレ教授は即座に「君はその診断名をいまここで撤回するか、それとも、すぐに私の教室から出ていくか、どちらかにしたまえ」と真剣に怒気も強く言い放ったというエピソード。多少とも名前の知られ始めた売り出し中の若い精神病理学者（その名前は失念した）が、コッレ教授に叱責されて、その後どうなったか、私は寡聞にして知らない。だが研修医の頃の私も何かのはずみで「実存うつ病」などと言い出しかねない気分の中にいたので、一瞬、恐怖と羞恥を感じたのをまだ憶えている。また、木村敏先生と京都でお喋りしていたとき、二〇〇五年頃のことだが、先生の話題はミュンヘン留学中の体験談に及び、「コッレという人はホントに怖い人でしてね〜」としみじみと思い出されていたことも忘れられない。木村先生がコッレ教授に叱られたという話ではなかったし感じられ

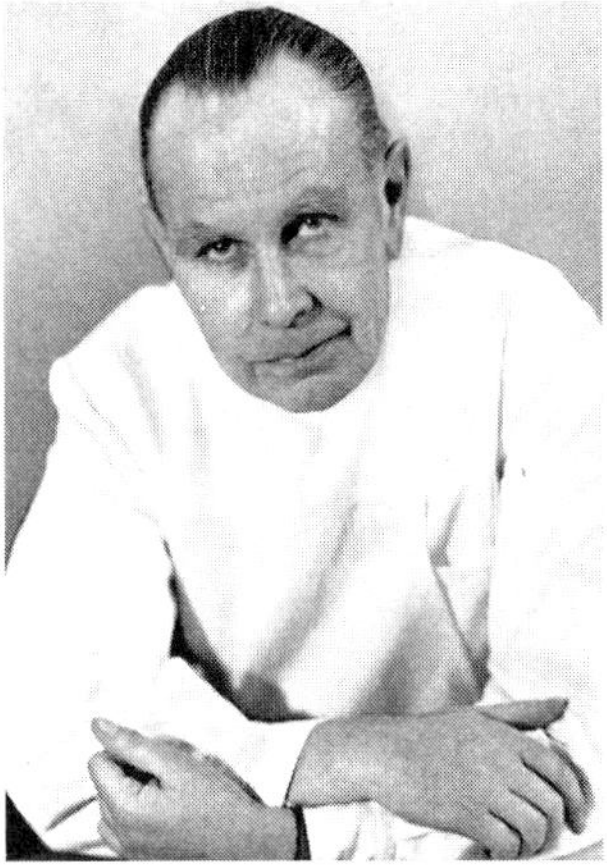

コッレ

た怖さの中身は話されなかったので、コッレ独特の厳しい学問態度、その気配ないしは雰囲気とか眼光のようなことの思い出話であったと思う。木村先生自身は、精神病理学関係の読書に没頭しているとコッレから「ヴィッセンシャフトラー！（学者さん！）」と大声で呼びかけられていたとのこと。これは叱声ではなく、冗談か嘲笑のニュアンスであったらしい。

コッレと内村祐之が受けた印象

ともかく、この畏怖すべきミュンヘン大学教授自身が、まだ二二歳であった頃に初めて経験した「クレペリン大先生」の姿と講義情景を思い出しつつ記述しているのだが、それはコッレですら愕然としたであろうクレペリンの陰鬱さと冷酷さの描写である。ここではクレペリンの不気味な陰鬱さと冷たさが描かれているコッレの文章の冒頭部をほんの少し引いておこう。なお、この評伝を執筆した当時のコッレは五八歳。

一九二〇年に私がミュンヘンで臨床第一学期を迎えたとき、まず最初に精神科教室へ入ったが、どんな講義がそこに告示されているかを見るためであった（それというのも、当時すでに私の志望は精神科医になることにきまっていたからであった）。そんなわけで絶大な期待を懐いてクレペリンの最初の講義を待ち受けた。彼についてはすでにいろいろと聞いていた。私の失望はまず大きかった。小さい、ずんぐりとした、ごつい、その人物は、私が自分で偉大なる〝心の医者〟(Seelenarzt) というものについて思っていたような感じのものでは全然なかった。クレペリンは当時六四歳で、私たちに二時間にわたる無味乾燥な講義をして（それは聴講者の少数にしかよくつかめず、まして理解なぞされなかったに違いない）、そこでは彼の専門学科の根本問題を論じ、精神医学の最も重要なる問題についての大観というようなものを語って聞かせた。〔…〕
〔…〕クレペリン先生は精神医学のほかには何んにもこの世で興味がないらしい、という印象を持たざるを得なかった。（コッレ 二〇〇〇、一七七頁）

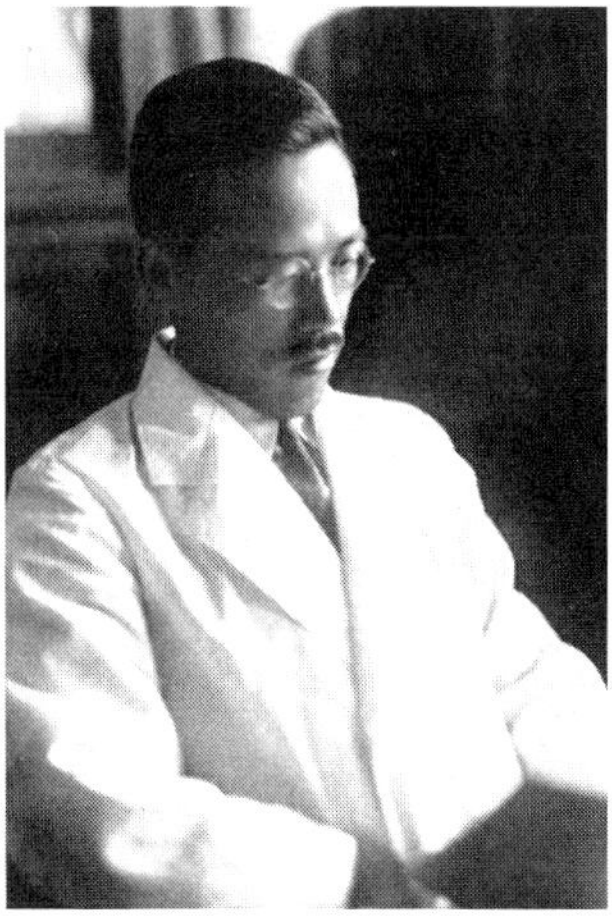
内村祐之

ミュンヘン留学中に「クレペリン先生」に対して、敬して遠ざかっていた内村祐之（一八九七―一九八〇年）はコッレとほぼ同年齢の友人同士で、二人はミュンヘン大学を介して出会ったわけだが、内村のミュンヘン到着は、若いコッレが不快な体験をした聴講時期よりもさらに約四年遅く、留学期間は、クレペリン六八歳時から彼が七〇歳で亡くなるまでの約二年間。斎藤茂吉（一八八二―一九五三年）の不快極まるクレペリン体験（後述）などを直接に茂吉から聞き知り、また、露骨に直感された立ち居振る舞いや表情などの理由から、内村はクレペリンに対して距離をとり続け、もっぱらヴァルター・シュピールマイヤー教授の近くにいて気分よく研究に励んだ。
内村いわく。

端的に言って、クレペリンには、人情の機微に通じたMenschenkennerたるの資質が、いささか欠けていたのではあるまいか〔…〕。

私の目に映じたクレペリンは、あくまで冷徹で、近づきにくく、いかめしい、いわば一時代前の典型的な「ドイツ式のプロフェッサー」であった。彼の業績と執念とに対しては心からの尊敬を表するが、親しみのもてる暖かい心の持ち主ではなかったように思われる。(内村 一九六八、六五頁)

内村の文章は、失望と怒りで多少とも混乱してしまったコッレよりも冷静に距離をとっていて、クレペリンという人間の心性の正鵠を射ているようだ。

「茂吉さん事件」

さて、内村よりも数年早くヨーロッパに留学していた斎藤茂吉はミュンヘンでクレペリンから、どのような仕打ちを受けたか。かなり知られたエピソードだが少しだけ触れておく。

茂吉の歌の中にヒトラーの「ミュンヘン一揆」の銃声の響きが聴こえるという内容のものがあるので、茂吉がミュンヘン市街に住んでいたのは一九二三年であったことは解る。これ以上の詳細は不明である。ともかくクレペリン先生の講義を聴いて、憧れのクレペリン大先生と握手したくて並んで待っていた茂吉が、いざ差しのべた手を二度までも露骨に拒絶されたときの驚愕はわれわれの想像を超える苦痛だったろう。茂吉の前に並んでいたジャワ人の留学生には愛想よく握手したというから、残忍な態度である。敏感な、ときに過敏にもなった歌人でもある茂吉に何か落ち度があったのかどうか、実証できないのだが、私は、茂吉に落ち度などなかったに違いないと推測せざるをえない。

ここで、私は、ふと、かつて若いクレペリン助手を嫌悪し虐《いじ》め追放したフレクシッヒ教授と酷似した内的激情と幼稚な攻撃性を「茂吉さん事件」（内村）を起こしたクレペリンその人の偏狭な性格にも感知してしまうのである。留学する前に、茂吉の体験を本人から直接に聞き知っていた内村はミュンヘンの地でこの奇妙な大学者に近づかなかった、二年近くにわたって一語も言葉を交わさなかった。これは賢明であった。

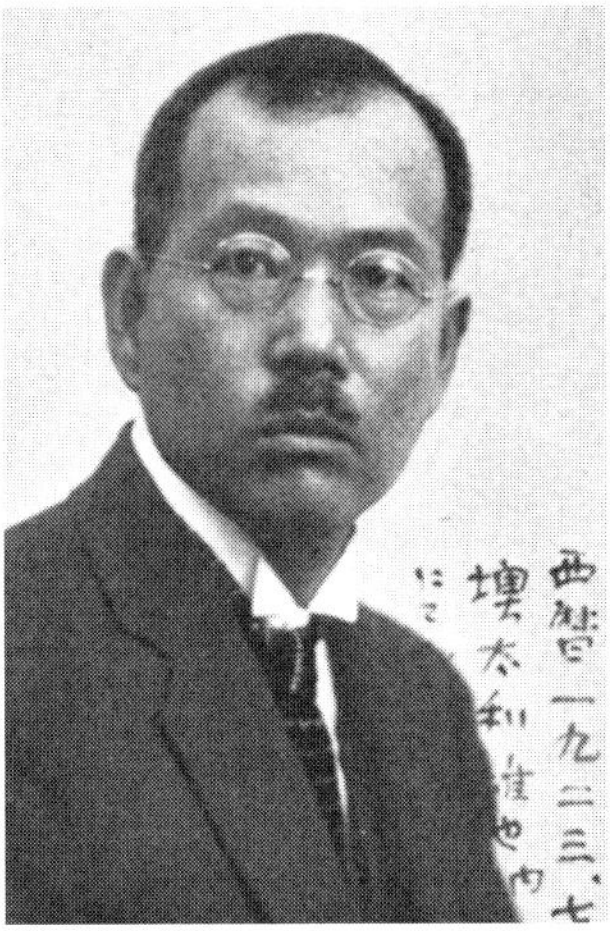

斎藤茂吉

心理分析などせずに、クレペリンは、端的に生来冷酷かつ傲慢な面をもった人間だったと考えるべきなのかも知れない。それに、コッレが詳しく書いているように、クレペリンは生物学主義あるいは民族差別主義ともいうべき習癖をもっていて、特にユダヤ人を嫌っていた。第一次世界大戦時に敵国になってドイツを敗北させた日本への感情を思うと、民族主義者クレペリンにとっては日本人もユダヤ人と同様に嫌悪すべき対象だったのかも知れない。

以下のコッレの文章は、クレペリンのように偏見に満ちて頑迷な人間が精神科医になっていてよいのかと深刻な懸念を抱かせるほど酷いものだ。少し引いておこう。

ことさらに民族を強調する彼の見地は私に異存を催させたが〔…〕第一次世界大戦後にはもう時代遅れのものになった気がした〔…〕。彼の生物学主義的な世界観もまた私には不満をよんだ。クレペリンがある一人の精神病質者を示説したとき、彼は終りに当って、その患者に結婚の意義を訊ねた。そこで、その朴直な男は答えて、〝人生の伴侶を持つこと〟と云った。それに対してクレペリンは〝諸君はすでにこの答えからも、要するにこれは精神病質者（変質者）なのだと解る〟といった。（コッレ 二〇〇〇、一七七―一七八頁）

にわかには信じられないクレペリンの暴言である。コッレも聴きながら自身の靴底を床に擦りつけて音を立てて不快感と怒りを示さざるをえなかった。もっとも他の多くの生徒たちはクレペリン先生が期待した「性欲満足、子孫繁栄」という答えが正しいと前もって承知していたから、怒れるコッレはひとり宙に浮いてしまった。しかし、これがドイツを代表する大精神科医なのだ、現在の世界的な精神医学の基礎的「常識」をつくった大学者なのだと知ると、何やら恐ろしく感じられる。クレペリンにとって精神科の患者たちは何であったのか？　精神医学は何であったのか？　改めて訊きたくなる。コッレはまた「クレペリンは競争に勝ちぬこうとする健康な民族は健康な人間を前提にする、という進歩的思想にとり憑かれていた」とも書いている。

ここまでくると、アドルフ・ヒトラー（一八八九―一九四五年）の思想そのものである。第一次大戦中の陸軍伍長、敵の毒ガス攻撃で一時的に失明した恨みを終生忘れなかった、のちにドイツ第三帝国総統になるアーリア民族（礼賛）主義者ヒトラーは、すでに、数年後の一九二三年には、ミュンヘンで暴力革命を起こして逮捕され投獄されるまでになっていた。

このかなり狭窄した思考習癖に熱狂的な徹底性が加わると、一方では「精神医学以外には何も関心をもてない」医師になり、他方では、常軌を逸した過激な禁酒運動家になるのだろう。内村の表現を借りるなら、クレペリンは「研究の鬼」であり、「畏敬すべき求道者、禁欲者」ではあったが、まさしく「滋味のある人間性には欠けていた」というべきだろう。

つまり、自身を理不尽にも拒否したフレクシッヒの下品な攻撃性に関するにがい教訓を忘れてしまうような冷血性がクレペリンにはあったのだ、と感知される。じっさい、茂吉だけではなく、献身的な助手であったヨハネス・ランゲ（一八九一―一九三八年）も、偉大なるクレペリン先生から残酷な仕打ちを受けている。ランゲはクレペリンの死の翌年に『精神医学教科書 第九版』（一九二七年）を刊行したお気に入りの助手だったが、個人的な悩みごとを抱えて相談に行った時「（君が）精神病質だってかまわないけど、だからといって自分のことまで人に決めさせることはないだろう」と冷たく突き放されたという（高野 一九八四）。文脈から推測すればランゲは精神的な悩みをクレペリンに打ち明けて共感と教示を仰いだようだ。そして同情も慰めも拒否された。

クレペリンは自分が心優しいグッデンやヴントから受けた大恩を忘れてしまっているのか？　フレ

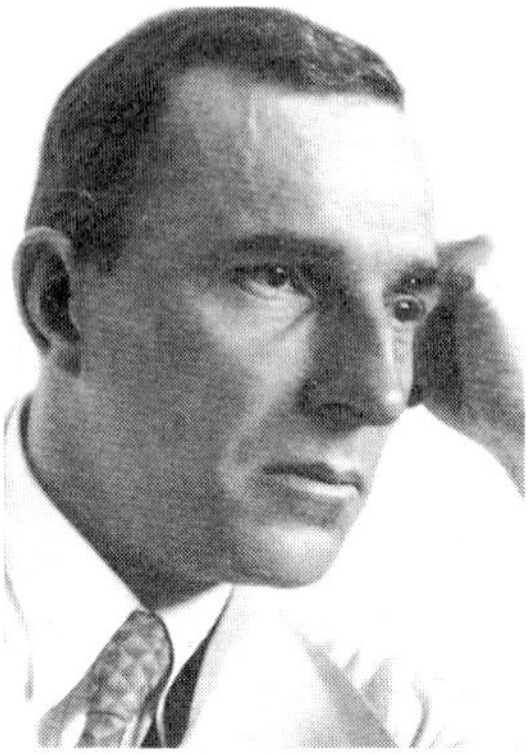

ランゲ

クシッヒの悪意を忘れてしまったのか？ ランゲはブレスラウ大学の精神科教授になってそこで死んだ。享年四七。自殺という見方が強い。師クレペリンの冷酷とランゲの死（自殺）が関係あるとは言えない。しかし双方が無関係だとも言いにくい何かがクレペリンの冷たい仕打ちについての生前のランゲの嘆きからは伝わってくるのである。

他人の気持ちを理解できない男、Menschenkenner の資質を生来欠いていた男、その典型が、現代精神医学の父たるクレペリンだった、フロイトと並ぶようなパラダイム・メーカーに近い人だった、と考えるのが妥当だろう。なにやら寒気のするような史実である。なお、フロイトは、激しやすく喧嘩別れの多い人物だったが、周囲に対してクレペリンほどの冷酷さは示していなかった。念のため付記しておく。

クレペリンの詩作を介しての内村祐之の直感

だが、内村は、コッレと似て、クレペリンの別の面をも見逃していない。内村はクレペリンの「詩集」（没後二年で出版）から以下のように、高貴なる精神をも見出している。

しかし、そうだからとて、クレペリンの詩にこまやかな感情が流れていないわけではない。天然の中にあって発する彼の言葉は、きめのこまかい情感に満ちたものであり、素朴な自然の中

> で、安らぎ、勇気付けられ、諦観し、宇宙の造り主の前に謙《へ》りくだる彼の姿には、むしろ分裂病詩人ヘルダーリンのおもかげさえ見える。外見は鉄のように強く、その克明きわまる記述と、目的に向かう執念とからは、粘着性気質を感じさせるクレペリンであるが、その感情態はむしろ分裂気質に近かったように思われるのである。（内村　一九六八、六八頁）

「粘着性気質」（安永浩——内村の弟子にあたる——のいう「（てんかん親和的な）中心気質」に近い。後述）を土台にして「分裂気質」に近い「感情態」をはぐくんできたクレペリン……という内村の指摘は貴重である。人間に対する冷酷さと自然への（とろけるような）神秘的な愛着は、クレペリンにおいては、矛盾していない。彼は、割れやすい鋼鉄の鎧を身につけてしまった熱情の男なのかもしれない。モーセやミケランジェロを崇拝する男性性原理への志向、クレペリンに対するこの一面的な思い込みが、長く続いているクレペリンの人格（学問）誤解、曲解そのものなのかも知れない。彼は、熱帯雨林固有の燃え上がる生命に共振して恍惚となって我を失う熱い血潮を自分で意識的に抑え込んでしまった男なのかもしれない。

では、クレペリンの根本思想あるいは基本的世界観はいかなるものであったろうか？　クレペリン自身がこのような主題をほとんど取り上げていない。本人が沈黙している以上、近親者や識者の意見を参考にするわけにはいかない。つまり、私が想像するしかないが、キーワードはカント＝ラプラスの「星雲説」ではあるまいか？　ここには、否応なく、大自然総体と全宇宙光景を重ね描いて夢見る一五歳のエミール少年の姿が浮かび上がってくる。

それゆえ、クレペリンの根本思想へと向かう歩みとしては、いったんゲルリッツの二人の科学精神の影響に戻り、ついで『第六版』の過度の秩序性（人工的な脆さ）という問題点に進み、そののちに改めてエミール少年が夢見た「星雲」の説が、いかなる姿をとって初老の大教授に（『第八版』の混乱と一九二〇年の「精神病の現象形態」論文として）回帰してきたのか？　と問うていくべきだと予感されるのである。これは難問に向かう歩みである。

過激な禁酒主義

この難問に直進せずに、ちょっと休憩をとろう。過激な禁酒論のエピソード。

同世代の知人オイゲン・ブロイラーも禁酒主義者だったが温和なもので、クレペリンの禁酒の苛烈さは徹底していた。ほかならぬミュンヘンでビール会社や愛酒家とトラブルを起こす。感謝祭もクリスマスも新年も、パーティはことごとく水かジュースかサイダー（「クレペリン・シャンパン」と言われていた）で行われ、とくに寒い時期のパーティでは「教会の鐘を聴くために窓を開けていた」から、参加した同僚や後輩は寒さに震えていた。

クレペリンは後年の或るときノーベル賞候補にのぼったが、惜しくも実現しなかった。クレペリンいわく「もし私にノーベル賞が与えられるとしたら、私のアルコールについての業績の方が、それにふさわしいと思う」と。クレペリンは、世界が認めた偉大な精神医学研究業績よりも、アルコールが精神神経機能に及ぼす有毒な影響の研究に、より強い自信と自負をもっていたと考えてよい。事の重大性というより、確信性の度合いにおいて、自分のアルコール研究を真剣に評価していた、冗談もユーモアも解らない実験心理学者だったわけである。

さて、カールバウム＝ヘッカーの自然科学的精神の継承から最晩年に回帰してきた「星雲説」とも言うべき「症候群学説」に至るまで、クレペリンがいかなる精神医学研究の難路を歩んだか？　クレペリン自身の内なる難路（＝自己の人格問題）は存在しなかったのか？　内的生活史における自身の厄介さにいちばん悩んだのはクレペリンその人だったという可能性は残るのではないか？

以下に、人間クレペリンの複雑な気質、ないし他人のこころを読み取れない性格、矛盾だらけの気質に自分で驚いているかのような彼自身の特異性を慎重に、史料の中に見て行きたい。

6　絵画芸術・音楽鑑賞・喜劇論者・詩人・庭の手入れ――南方大自然への憧憬

冷酷で陰鬱な研究の鬼、人情の機微を解さぬ反ユダヤ主義者にして民族主義者・民族差別主義者、多少とも周囲と馴染めない人間を即座に「精神病質者（変質者）」と決めつける精神医学者、常軌を逸した禁酒活動家……。これまでの記述でクレペリンの印象は決定的に悪くなっただろう。学問と人格をすっかりと分離できるのなら、一応、彼の特異に矛盾した人格は「ジーキルとハイド」の二重化の如くに、それとして認めざるをえない。たしかに陰鬱なる人格の中でも、精神医学体系への努力の崇高さ、疾患単位という「理念」のあくなき追究の偉大さは歴然としており、われわれは彼に敬意を抱き、彼の大業に感服してしまう。

だが、人間はそれほどに分裂解離したままの人格・性格で、一貫して創造的な生涯をかたち造れるものなのか？　まずは、クレペリンは二重人格の非生産的な異常者などではない、と考えるべきだろう。

とするならば、われわれは、彼の陰鬱なる影だけを見過ぎてきたのであって、彼から発せられている生命の光彩と熱気を見逃してきたのかも知れない。そう考えるほうが、自然であろう。さいわいにもわれわれにはクレペリンの『回想録』が与えられている。

『回想録』の擱筆は、書かれている状況の解読によって、一九一九年（六三歳）頃かと推察される。第一次大戦直後まで回想して、クレペリンは書くのをやめた。そして、結局、ハンス・ヒップスら三人の編者の懇願に応じてクレペリンの遺族ないし子孫が公開出版を許可するまで、約六五年ものあいだ秘匿されていた。この長い歳月、遺族子孫たちは、頑固一徹で陰鬱な、しかし威風堂々たる〝偉大なドイツのプロフェッサー・クレペリン〟として周知されてしまった世間的な定型的イメージをそのままに保存するしかなかった。誤解され固定されてしまったイメージがもう訂正できないことを遺族たちは痛感していたのだろう。〝エミールの一次資料は必ず歪曲され誤解される、混乱を招くだけだ〟と遺族たちは思い込んでしまっていたようだ。クレペリンの『回想録』は、冷淡な言動もそのまま表し、不快ともいうべき雰囲気を随所に満たしているから、遺族たちは公表を避けたかったろう。

しかし、クレペリンの『回想録』を読んだならば、普仏戦争勝利に文字通り群れて「酩酊」する一四歳の心情、カント＝ラプラスの「星雲説」に酔い痴れる腕白少年エミール、結婚の歓びを隠せない初々しい純粋無垢の青年、家族旅行や娘たちとのサイクリングを楽しむ若い父親、医者になった娘と二人で田舎の借家にこもって『精神医学教科書 第八版』を執筆する老教授の微笑ましさ、老母への親孝行、ハイデルベルクでの生活の明るさ、温かさ、楽しさ、南洋熱帯への旅行のさなかに自然生命の中にとろけていってしまいそうになる兄と弟の愉悦など、明るく微笑み、自然に溶け込んで恍惚とするクレペリンの忘我の境地が散見されるのを誰も否定できない。『回想録』の中に、光の中を家族とともに歩み、微笑み遊ぶ明朗なるクレペリン、芸術の美に陶酔するクレペリン、いつも南方に憧れ、太陽や大海原に憧れるクレペリンが、顔を出している。では、彼は支離滅裂な異常人格だったのか？

世界に広まってしまった陰鬱なる冷血漢、いつも怒気を帯びている頑迷不機嫌なる大教授という一面的なイメージの背後に、いかなる具体的内面性が隠されていたのか？　クレペリンの内的生活史はいかように創造的に統一されていたのか？

スペイン絵画芸術への愛着

『回想録』に書かれている情景を思い浮かべると、クレペリンは美しい絵画芸術を鑑賞するのを、たいへんに好んでいたことが分かる。ロシアのサンクトペテルブルグにあるエルミタージュ美術館で、彼は特にムリリョの「聖母マリア画」とレンブラントの作品に驚嘆している。これは、彼がドルパート大学の精神科教授に赴任したのち、したがって結婚して一年余が経過した一八八六年の体験の回想である。私見を書き込むことになるが、私も、ムリリョの「聖母マリア画」がたいへん好きで、折に

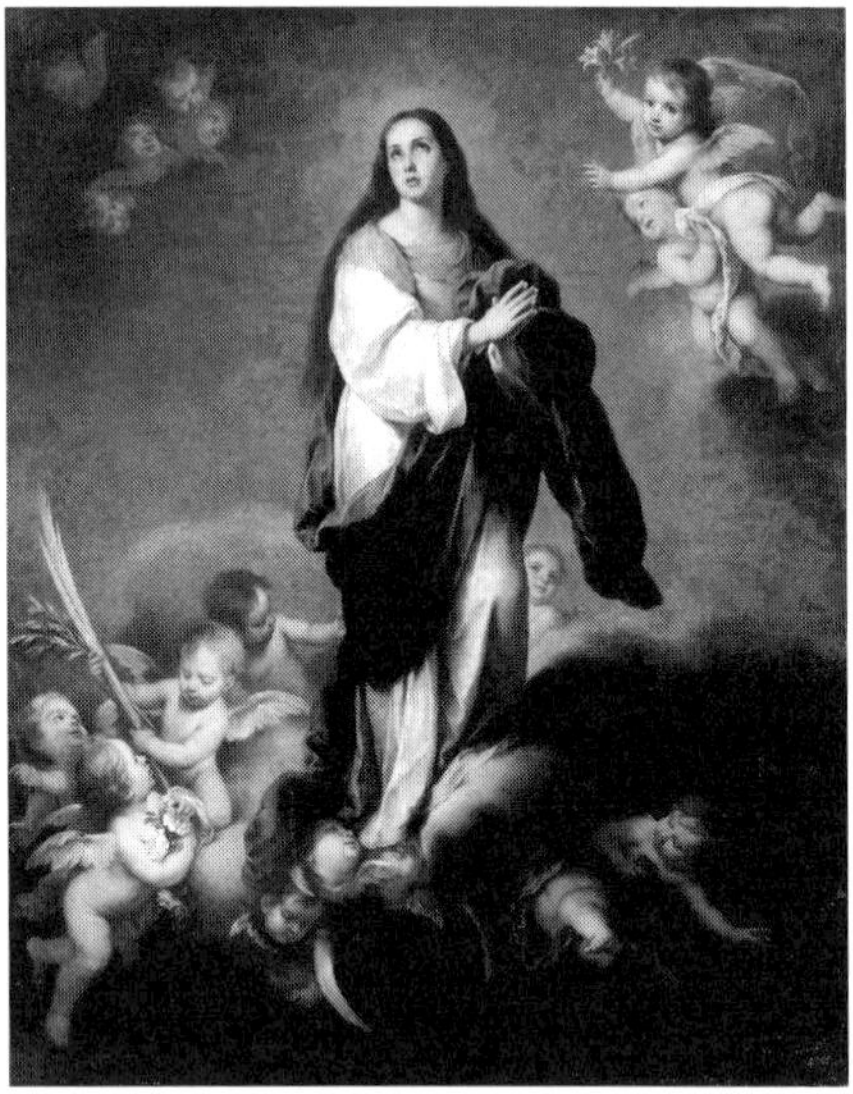

バルトロメ・エステバン・ムリリョ《無原罪の御宿り》(1644-45年、エルミタージュ美術館所蔵)

触れて、その複製画を眺めている。スペインには燃え上がるような天才画家がたくさんいて、それぞれに魅惑的である。しかし、エル・グレコ、ベラスケス、ゴヤたちの情念とは異なる、いかにも愛らしく気品に満ちてカトリック的な美に輝くムリリョの神秘的な聖母画を、あのクレペリンが愛し好んでいて、それをはっきりと記していたことに私は驚いた。じつに意外であった。そして嬉しく思った。読み進むと、また、酷似の回想に出会う。それは「一八九六年には、兄と一緒にスペインへの旅に出かけた」と始まる一節で、クレペリンはドルパート大学からハイデルベルク大学に移って五年目、仕事も充実していて『第五版』を出版した、四〇歳のときである。このスペイン旅行はたいへんに楽しかったようで、筆が躍っている。

マドリッド滞在中にブム〔グッデンの後任教授になる人〕に再会した。ここでの滞在中にもっとも重要なことは、プラド美術館を訪れたことであった。ここでの展示品の中でムリリョだけでなく、ベラスケスもまた、人間の特徴を描き出す技量にかけては比類のない傑出した存在であった。（クレペリン 二〇〇六、一二六頁）

またしても、ムリリョ作品との出会いが想起されている。文脈からすると、クレペリンがプラド美術館を訪れた第一の目的はムリリョの作品に会うためであったろう。私は、人類に与えられた聖母マリア像の中で、ムリリョの描くマリアの美しさが飛び抜けていると思うが、クレペリンも同感であったとするなら、その感動には心底から同意する。クレペリンの『回想録』は決して短いものではなく邦訳本で二五〇頁になるが、固有名が現れている芸術家は少ない。シェイクスピア、ゲーテ、モーツァルトなどは数回登場するが、感動は普通であり、ムリリョの聖母画のように愛情をこめてしみじみと回想されているわけではない。ムリリョの聖母画を前にして陶然とするクレペリン、これは私の「冷血頑迷かつ陰惨なるクレペリン」という思い込みを完全に否定してくる情景である。彼は、一時期、大きな画集を

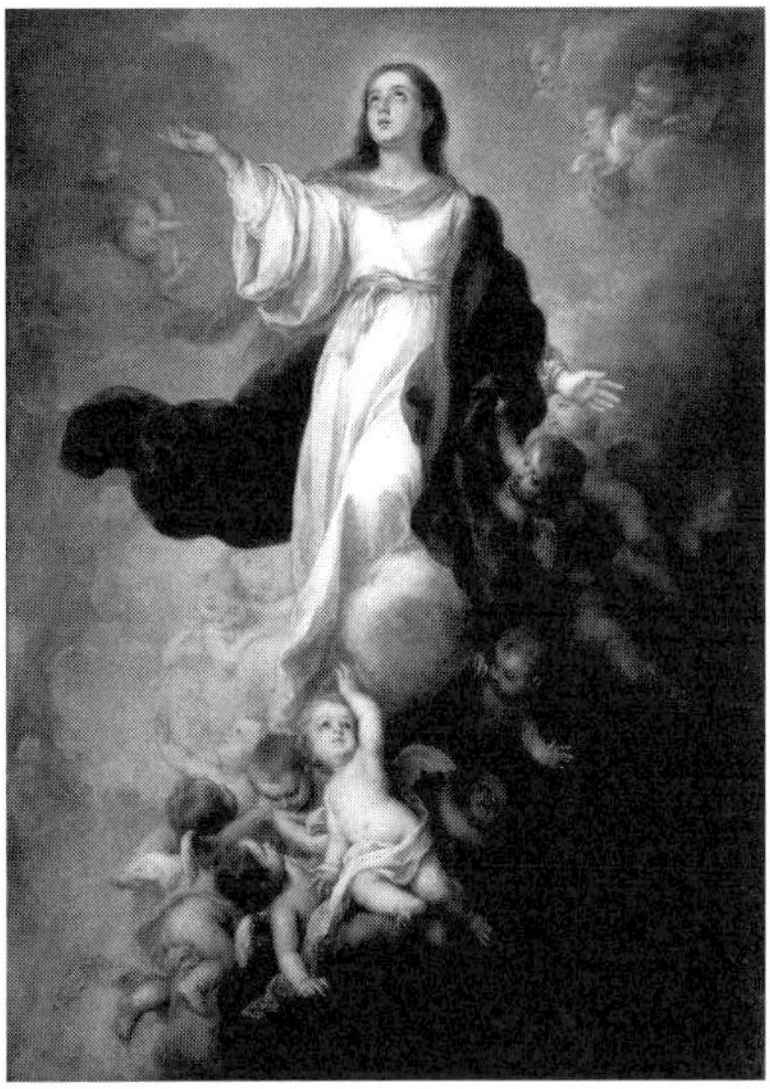

バルトロメ・エステバン・ムリリョ《無原罪の御宿り》（1680年頃、エルミタージュ美術館所蔵）

集めるのが本格的な趣味であったが、ムリリョが聖母とともに街の若い女性や腕白坊主をも好んで描いているのを思うと、クレペリンは、やや貧しい女子供の日常風景をも愛していたと想像され、これも私には意外な発見であった。

画家たちの名前がいつも書き込まれているわけではないが、クレペリンは頻繁に多くの美術館を訪れている。彼が絵画芸術をこよなく愛したことは間違いあるまい。オランダでレンブラント展を堪能したのは『第六版』の準備に取り掛かろうかという時期、一八九八年のことであった。彼はレンブラントを「偉大なオランダ人」と呼び、とりわけその傑作《夜警》には深く感動している。「適度の採光を考えた特別の展示室に掲げられた

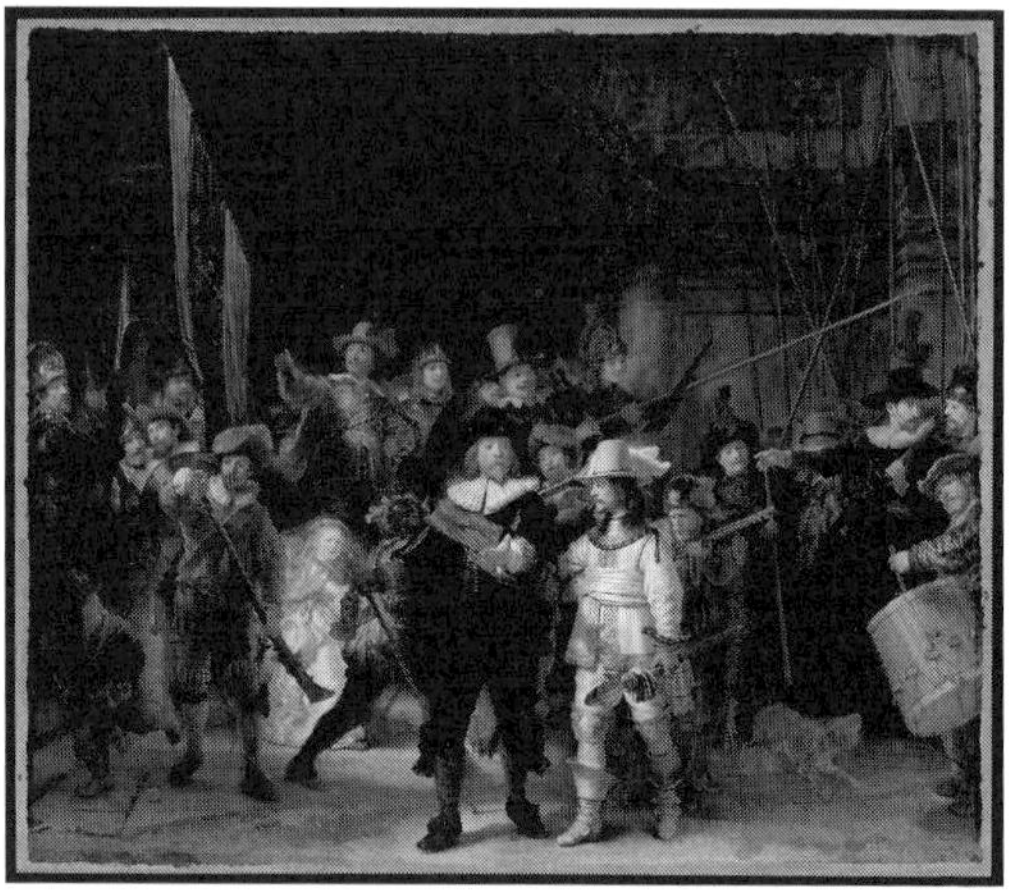

レンブラント・ファン・レイン《夜警》(1642年、アムステルダム国立美術館蔵)

「夜警」は格段の力強さと素晴らしい配色の妙で、光彩を放っていた」と興奮気味に書いている。

なお、ムリリョほど重要ではないと言外に記されたに等しい気の毒なアントン・ブム(一八四九—一九〇三年)は、コッレの考証によればこの年(一八九六年)にミュンヘン大学精神科の教授になった人で、後年、ブムの急死で、クレペリンはつらい思いで、急遽ハイデルベルクを離れて、ミュンヘン

に転じなければならなかった。

音楽（オペラ・オペレッタ）と喜劇

つぎにクレペリンと音楽芸術（オペレッタやオペラ、楽劇など舞台芸術を多く含む。オペレッタがアメリカにわたって現在の「ミュージカル」になった）との触れ合いを『回想録』から読み取ってみよう。

一八八八年、ドルパート大学の教授であったクレペリンは、招かれて、ボローニャ大学の祝典に参加した。主催者側の組織運営の不手際で、「ボローニャ滞在の日々は、祝祭の喧騒で明け暮れた」と記してあるのみだが、公式の晩餐会ののちヴァーグナーの楽劇《トリスタンとイゾルデ》が演じられ「午前一時半までつづいた」と記されている。ただし、この時のクレペリンには感激がなかったらしい。疲れ果てた可能性が大きい。ボローニャの祝典の騒々しさから逃げるようにクレペリンは「イタリアの自然と芸術の美しさを静かに味わうためにフィレンツェに向かった」。リューベックから船でドルパートに戻るまえに彼は生まれ故郷のノイシュトレリッツに立ち寄り、母親を訪問している。母親が年老いてからはハイデルベルクの家に呼んで一緒に住んでいるから、クレペリンは親孝行だった。そうだとすれば、これもかなり意外なことだ。詳細は不明であるにせよ、たいへん母親孝行の息子だったと考えていい。

歳月はとんで、ミュンヘン大学での教授職生活の記録をみると、ひどく多忙だったようで「一四年間で一度だけ、新ピナコテーク展に行っただけ」とあるから、「仕事に追われる味気ない毎日」を送るミュンヘン大学のクレペリン教授は気の毒である。「画集を集めるまでになった絵画の趣味はしだいに失われた」と愚痴めいた言葉すらある。
だが、それだけではない。

その代わりに、自然、とりわけ南国風景への渇望が強くなった。劇場への思いはまだ充たすことができたが、ミューズの神々の声を聞くための時間を確保するには数ヵ月を要した。観劇するのが好きで、大衆劇を愉しみ、オペレッタにも行ったが、稀にはオペラにも出かけた。オペラに行くのはモーツァルトの代表作が上演されたときだけであった。以前には、ワーグナーのオペラはほとんどの作品を聞いて愉しんだものだが、行く気がしなくなった。冬には、何回か定期的にコンサートにも通った。真に愉しめたのはクラシックだけであった。私の娘は音楽ファンになり、ブラームスやモーツァルトのレクイエム、さらにはベートーベンの交響曲を聴くことを勧めてくれた。（クレペリン 二〇〇六、一八三―一八四頁）

ハイデルベルクの日々を思い出しては懐かしみ、膨大な量の事務仕事に忙殺されるミュンヘンの毎日ではあったが、クレペリンは世に知られている以上に、芸術を愉しめる人物であった。これも私には意外な側面である。〝南国風景への渇望〟は、兄と一緒にインド、ジャワまで南洋熱帯の旅行をした（一九〇三―〇四年、四ヵ月間、後述）印象の思い出が余りにも鮮烈であったせいか、ことさらに強かったであろう。それを癒してくれたのは、稀薄になってしまった絵画芸術への愛の代わりに親しむようになった音楽の愉悦、とりわけモーツァルトのオペラ、そして多くのオペレッタの愉悦であった。なお、ここに書かれている「音楽ファン」になった「娘」は医師になった長女と思われる。確証はない。

ところで、奇しくもクレペリンと同じ年に生まれたジークムント・フロイト（一八五六―一九三九年）は、「ミケランジェロのモーセ像」（一九一四年）の冒頭で、「詩と彫刻作品」に強い感銘を受けるが、「絵画」からは感銘を受けることが少なく、「音楽」はつまらなく感じた、と正直に書いている。鑑賞と感動の質や深さは不明であるにせよ、クレペリンはフロイトよりもさまざまの芸術作品を受容する幅広い感性に恵まれていたようである。フロイトはイタリアと地中海を偏愛したが、この南方憧憬という点で、フロイトとクレペリンは同じである。

既に明らかだが、『回想録』も「自叙伝」的に自己の内面を描くような文章になると、クレペリンの表面しか知らなかった私は、意外の念と驚きの連続に襲われてしまう。

クレペリンは「喜劇の心理学」というような名前の本を書き、ヴントに校閲してもらったりしたが、この本は、今は入手できず、話題にもならない。それにしても「クレペリンにユーモアなし」と医学の論敵にして著名な詩人でもあったアルフレッド・ホッへに断定され、内村祐之には「人間を知らないひと」と評されたクレペリンが、なぜ、いかなる意味で「喜劇」に魅かれたのか、詳細は謎である。『回想録』の中に、「滑稽あるいは笑い」に関する文章があるので引用しておく。クレペリンにとっての「喜劇の心理学」を理解するにあたって、何かの役に立つかもしれない。

フェヒナー翁と長時間談笑する

まず、クレペリンがグスタフ・テオドール・フェヒナー（一八〇一―八七年）と喜劇について長時間楽しい会話をしたこと。フェヒナーは八〇歳を過ぎた老学者でヴントの先生であり、フロイトにも重大な影響を与えた物理学・心理学・哲学の大家である。クレペリンは、ヴントの勧めで、初めて、ヴントの先生であったフェヒナー翁に会った。

ヴント教授一家が、われわれ夫婦を〔一八八五年の〕クリスマスのお祝いに自宅に招いてくれた。〔…〕ヴント教授の助言に従い、クリスマスの翌日に〔翌年〕八五歳になるフェヒナー教授宅を訪問した。窓が一つで、窓近くには大きなテーブルと数個の椅子があるだけの簡素な書斎へ通された。壁際には机と書棚が並んでいた。私の目の前に坐った人物は、髭をきれいに剃り上げ、長い白髪が波打ち、額の秀でた、いかにも学者らしい風貌をもった小柄で痩身の老人であった。眼鏡の大きなレンズが眩《まばゆ》く光っていた。〔…〕教授は残り少ない余命を精神物理学研究に捧げきっていた。しかし、私が何を書いたのか、と尋ねてきた。喜劇に関する心理学についての私の研究について説明すると、彼はたちどころに強い関心を示し、いくつかの鋭い指摘をしてくれた。〔…〕彼は、この議論を大いに愉しんでくれた。長時間の楽しい会話がつづいたあとに、部屋を辞した。（クレペリン 二〇〇六、五八頁）

フェヒナーとクレペリンの「長時間の楽しい対話」。これにも驚かされた。私は、この二人の素質は水と油のように反発し合うだろうと勝手に思い込んでいた。フェヒナーとフロイトなら、二人ともユーモアをよく解し、馴染むのだが、まさに事実は小説より奇なりである。フェヒナーとクレペリンが何について長時間にわたって歓談したのか、魅惑的な謎なので、私なりに、自由に連想してみたい。

まったくの偶然ではあるが、約三五年ののち、フロイトの『快原理の彼岸』とクレペリンの「精神病の現象形態」論文が、同じ年、一九二〇年に、世に出されている。二人とも六四歳になっていたが、それぞれ創造的霊感の絶頂に至ったのか、とすら思えてくる。

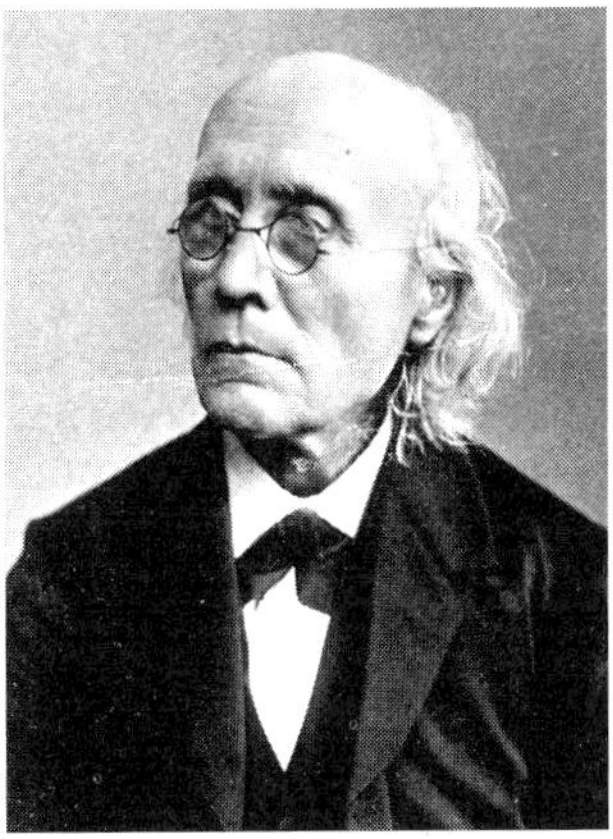
フェヒナー

そして、フロイトの『快原理の彼岸』の冒頭部は、フェヒナー没後三三年に書かれた文章で深刻なる幕を開けている。フェヒナーは、フロイトとクレペリンが二人揃って斉《ひと》しく尊崇の念を抱いていた稀有の存在であった。クレペリンの回想には長時間のフェヒナーとの「楽しい会話」で何が話されたか、具体的には書かれていない。しかし「喜劇の心理学」というクレペリンのテーマから連想されるのは、フェヒナーの「快・不快」についての思索である。フェヒナーに従うフロイトによれば、心的装置といわれる生命は、興奮量の上昇（充満）において不快感覚を、興奮量の減少（放出）に応じて快感覚を得る。それゆえ、「喜劇と笑い」が繰り返しもたらす効果は、有機的生命体における興奮量の放出と解消という「快」であろう。フェヒナーは、心的装置に快をもたらすこの興奮量の減衰ないし解消を「安定性への性向の原理＝快原理」とみなした。

「喜劇」の効果、「笑い」の効果は、有機体内の興奮量の爆発的放出、生命弛緩ゆえの「快原理」へと人間を導くと連想される。快原理は、際限のないエネルギー放散を行いつつ、「死の欲動」に支配されることだ、「涅槃原理《ねはん》」（バーバラ・ロウ）に支配されることだとフロイトは考えたが、生前のフェヒナーが（快原理と死の欲動をめぐって）同様に思考していたことは間違いあるまい。「涅槃」とは純然たる「安定性（＝死）」に他ならないのだから。

フェヒナーとクレペリンが喜劇について「安定性への性向の原理＝快原理」を問い、談笑したのか否か、確かなことは分からない。以上は私の推論に過ぎない。当たらずとも遠くないと私は思っている。問題は重大で、「喜劇・笑い」というテーマに発した二人の対話は終わることを知らなかったのである。

笑い発作

なお、クレペリンは、シェイクスピア劇（《ロミオとジュリエット》）をロンドンの劇場で鑑賞していたときの奇妙な体験をも記している。フェヒナー訪問の約五年後のことである。

ドルパート大学教授だったクレペリンは、一八九〇年にドーヴァーをわたってロンドンに行き、そこに二週間滞在したが、ロンドンの街は好きになれなかった。「際限なくつづく変化に乏しい家並み、美しい建物も景色もなく、秩序のない人びとの群れ、汚れた大気、単調で味気ない食事、そして暗く寂しい日曜日」等々、余程気に入らなかったようだ。しかし、こういう不快感剝き出しのクレペリンも何やら人間的で、憎めないではないか。ロンドン市街に対する悪口を恥じるように「大英博物館」や「ナショナル・ギャラリー」には満足したと付け足している。それでも、ロンドンに対するクレペリンの礼節が切れてしまったのは、イギリスの劇場公演の「滑稽さ」であった。

期待外れだったのは、イギリスの劇場であった。シェイクスピア劇のいくぶん野暮で下品なところは演技も優れているが、これ以外の芝居は、母国ドイツのものより比較にならない、かなり見劣りがするように私には思えた。誇張された様式の「ロミオとジュリエット」の愛の場面は、あまりにも滑稽すぎて、笑いすぎて劇場外へ放り出されないように、ハンカチを食いしばって笑いを堪えねばならないほどだった。（クレペリン 二〇〇六、八四―八五頁）

以上のエピソードからクレペリンの喜劇論を導き出すことなどできない。仮に何か指摘してもそれが妥当か否か、論証する根拠もない。そもそも激しい感情の暴発は論証も言葉も超えているのだ。しかし、「劇場から放り出されないように必死で笑いを堪えている」クレペリンという光景は、われわれには意外過ぎて、かえって、彼に対する親しみを感じさせるのではないか。笑いころげる（自然的動物性に満たされる）腕白少年エミールはかくのごときか、と思う。安永浩が発見した「中心気質」

の子どもの典型を、三四歳になったロンドンのクレペリンに見る思いがする。

やや遅れて、一八九九年にベルクソンの有名な『笑い』という著作が出る。ベルクソンは、笑いには人間を社会的協調性の中に呼び戻す効果、生のしなやかな躍動を恢復させる効果があるということを言っている。これは一理あるが、ふと、「ハンカチを食いしばって」震えながら笑いをこらえるクレペリンに、私は、爆発的な「発作」を起こしたかのような天真爛漫性、腕白すぎる少年、いや、瞬間的動物性の噴出すら感知するのである。

私とは異なる印象を受けることも十分に可能だろう。確かなのは、クレペリンは、冷血漢とか学問の鬼とかに尽きることなく、陰鬱なだけでもなく、上品なユーモアこそないが野獣のように笑ってしまう自然児、たいへんに人間臭い、野性的な男でもあったという事実だろう。フェヒナーとの長時間の談笑が、ロンドンでの発作的な快原理への暴発に通底しているのかも知れない。「生のしなやかな躍動の恢復」(ベルクソン)と言ってもいい。

クレペリンの「喜劇」研究の中身はいまだ謎である。とにかく、クレペリンは興味の尽きない男、矛盾に満ちた謎の男、動物的な少年にもなるような大教授である。この矛盾が明瞭に内省されるならば、彼は自身の内なる矛盾を感じて困惑したのではないか?

詩作

つぎに、クレペリンの詩作を瞥見してみよう。既に内村祐之はクレペリンの詩作にヘルダーリン的な雰囲気と癲癇性気質の混在を感知した旨に触れておいた。内村は鋭いと思う。

原本がないが、クレペリンの詩作については内村が興味をもって自身で翻訳公開してくれているので、有難い。このクレペリンの詩集表題は『来たらんもの、在るもの、去りにしもの』という。一九二八年（死の翌々年）に刊行された七八頁の薄い詩集である。内村は、この詩集について、「難解で、感じ取れない、詩の価値もわからない」と書いている。ただ語彙の著しい豊富さと教養の深さ、「人生をほとんどうたわず、天然自然をうたう詩が多い」と指摘する。内村が挙げた詩の題をそのまま反復すると「青葉の中にて」、「海のほとりにて」、「深き湖」、「柏」、「白樺」、「初雪」、「夕べ」、「秋」など。しかし「孤独」などのいかにも人間的な詩題も、冷酷なる学問の鬼の明るい面を見てきたわれわれにとっては、もはや意外ではなく、いかにもクレペリンらしい。既述したが、確認のために、内村の直感的な文章（本章第5節の「クレペリンの詩作を介しての内村祐之の直感」参照）を読み返すべきだろう。殊にヘルダーリンの「分裂気質」とはやや異なって、クレペリンの場合「分裂気質」と「粘着性気質」の混合が彼の「詩」作において直感されるという内村の見識は鋭い。乱暴な矛盾表現になるが、人間クレペリンの生存を特徴づけるのは、「内閉的・粘着性気質」とも言われるべき二重の性格ないし気質の捩じれなのだろう。

だが、内村がクレペリンの「自叙伝」を読み得たなら、ムリリョの描く「やさしい下町の女性や小児の姿」の豊富さ、これに対するクレペリンの共感に驚いたことだろう。先にも触れたが、クレペリンにおける「分裂気質」と「粘着性気質」（安永浩のいう中心気質にやや近い）の同居という事態についての直感的な理解も鋭く深い。

ともかく、やはり二年間余ミュンヘンに留学し、クレペリン本人の身近で精神医学を学んだ内村の眼差しは的をはずさない。しかし「自叙伝はついに陽の目を見なかった」とあるから、その存在は噂で聞いていても遺族が公開を許さなかったという事情はその通りなのだろう。先述したように、クレペリンの『回想録』がヒップスらの編集によって刊行されたのは一九八三年であるが、内村は八〇年に亡くなった。だから、例えば、クレペリンが、ムリリョの聖母画をいかに愛したか、また、南洋熱帯の旅において、官能的な放蕩感覚の愉楽をいかにたのしんだかを、内村は知り得なかったのだろう。ともかく『回想録』が読めるのは有難いことだ。

つぎに、内村が訳した詩の一部を引用しておく。

生命のきびしき晩秋に至って
なお、ひそやかに芽生えしものよ
わが感ぜしもの、また夢見しものよ
しばしば、むなしくもわが望みしものよ
忍べよ、それらは色とりどりの木の葉にひとしく
あらしと風とにやがて失せゆくものなるを（内村　一九六八、六八―六九頁）

内村はこの詩を「晩年の作」としている。さらに「哀愁感」、「果たそうとして果たし得なかった仕

事に対する無念の思い」を読み取っている。妥当であろう。だが、私は、南洋熱帯旅行のさなかに、天然自然の中に「とろけていってしまう」クレペリンの官能的放蕩感覚も軽視できない。自然の中に「とろけていく」感覚は、「方向づけられた生命の奔流」という意味での「意志」の変容感覚として、（その破綻として）早発性痴呆基本障害論になまなましく再現され、また、『回想録』擱筆が近づく頃に思い描かれる懐かしい自然の回想に、そしてまた、自分で造った南国風庭園での庭仕事のさなかに恍惚とした思い出の中に、美しく現れてくる。

亜熱帯植物庭園と遊戯的瞬間性

以下は「イタリアのわが家」といわれる「パランツァの別荘」での庭の手入れの歓びのはなしである。一九一〇年頃の庭の手入れの愉悦を、約九年後に思い出しつつ、書き留められたものと思われる。

私の大きな喜びは庭の手入れで、できるだけいろいろな種類の南方の木や灌木を一本ずつ植えるよう工夫した。ほかの庭に別の植物を見つけると、自分の庭にも同じものを植えた。こうして、世界各地を代表する小さな植物園ができあがった。とくに旅の思い出となるような植物、たとえばカルフォルニアのセコイア、インドやエジプトで見たヒンダン、コインブラのと同じように泉の上に懸かったポルトガルイトスギ、ブルッサの記念のシュロの木、ビスクラと同じアカシアの木などである。インドで見て気に入ったハイビスカスも鉢植えした。また、マデリア島やアルジェの風景の思い出のブーゲンビリア、セイロン記念のお茶の灌木、カナリア諸島の松とシネラリアも植えた。
（クレペリン　二〇〇六、二〇二頁）

自然に魅惑されて酔ったようなクレペリンの「庭の手入れ」話は、際限もなく挙げられてゆく「南方の木や灌木」の名となって続く。ここではごくごく一部分を引用するにとどめるしかなかった。それでも、まるで宇宙を「南方の」植物や草花で埋め尽くそうとしているかのようなクレペリンという特異な人物の熱い衝迫は明白に見て取れる。ふと「体系」への衝迫さらには「星雲」への衝迫が連想される。「庭の手入れ」話は、難解な彼の詩よりも端的にクレペリンという人間の内面の衝迫を物

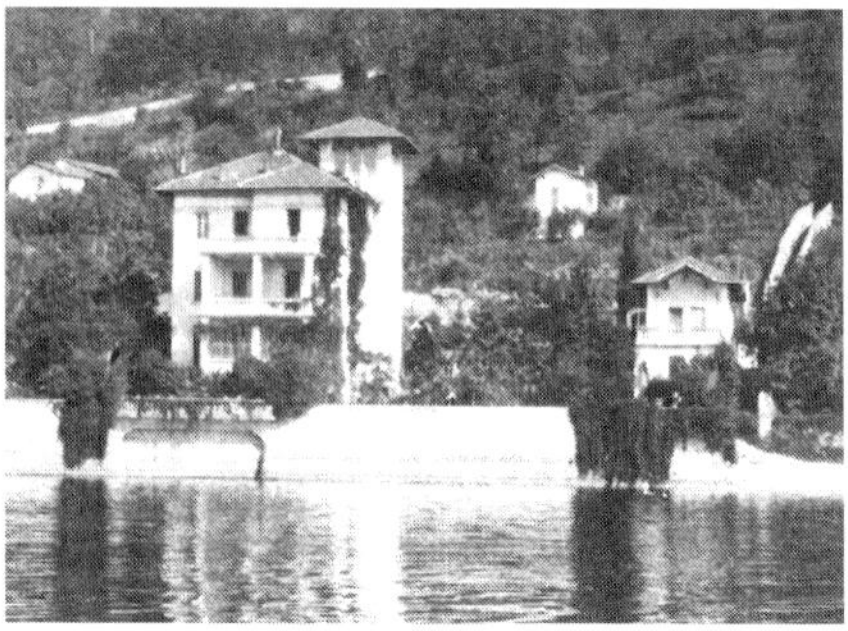
パランツァの別荘

語っている、との印象がある。

クレペリンの旅好き、旅への衝動が常人の通念を超えて強かったこと、兄の影響の大きさ、これらはクレペリンがそれと書かなくとも明白である。兄弟二人は、動植物学と旅行とを完全に共有していたようだ。クレペリンの旅への衝動、植物蒐集への衝迫がいつも必ず南方への憧憬に発していたことは明白である。南洋熱帯の旅の印象はイタリアの別邸の造園の中心を占めている。これは、クレペリ

ンの記憶の中心部にはいつも熱帯の植物が充満していることを物語っていよう。このイタリアの家の庭園は、「星雲」から惑星軌道に至り、また、惑星軌道から「星雲」に戻ってゆくクレペリン（エミール少年）の宇宙観という振り子運動をわれわれに見せつけてくる。この振り子運動は、もちろん、「単一精神病か？　症候群か？　疾患単位か？」という眩暈のするような直観的な動態にも通じている。

自己流に制作した庭園の植物の中にとろけていく歓喜はクレペリンに固有の美的反復の表現であり、この美的洗脳と（カールバウム＝ヘッカーから継承した）科学精神がよく調和していたことは、クレペリンの幸福であろう。ここでも、「星雲（症候群ないし単一精神病観）」と「同心円的惑星軌道（疾患単位観）」が織りなす美しい天文学的秩序が連想される。

冷酷で陰鬱な、他人を寄せつけない、精神医学以外のものにまったく関心を持てない人物というイメージは、ここに至って、撤回されるしかない。南方の植物で充満するイタリアの別荘の庭園も、余白なき精神医学体系も、燃え上がり焼けつくような内面の祝祭の表現だと思われる。これをはっきりと肌で日々感じていたのは彼の家族だけだったのかも知れない。

詳しくは後述するが、フロイトの『自我とエス』（一九二三年）に依拠して言うならば、南洋熱帯にて典型的に露見した「エスの（非歴史的）瞬間」から精神医学体系を打ち立てんとする「孜々《しし》として働く自我の歴史」へと急転回帰すること、そして、この急転回をわれわれも反復すること、ここにクレペリンの謎を解く鍵が潜んでいると思われる。

じっさい、クレペリンの矛盾に満ちて難解な気質ないし気分は、「エスの瞬間」と「自我の歴史」という相互に相容れない時間性の交代の（了解困難な）激しさに由来するのかも知れない。さらに、クレペリンは、「エスの瞬間」を精神医学体系から排除し、「自我の歴史」だけで病状経過類型（症状の継起秩序）を構築しようとしたと言ってもよいだろう。

大自然の中で「自我」を酔わせる「エス」の魅力を体感していたクレペリン（第Ⅱ章第４節）ではあるが、これを自然科学史的な精神医学体系に書き入れることは、やはり、不可能であった。

第II章

創造と危機

(1891-1915年)

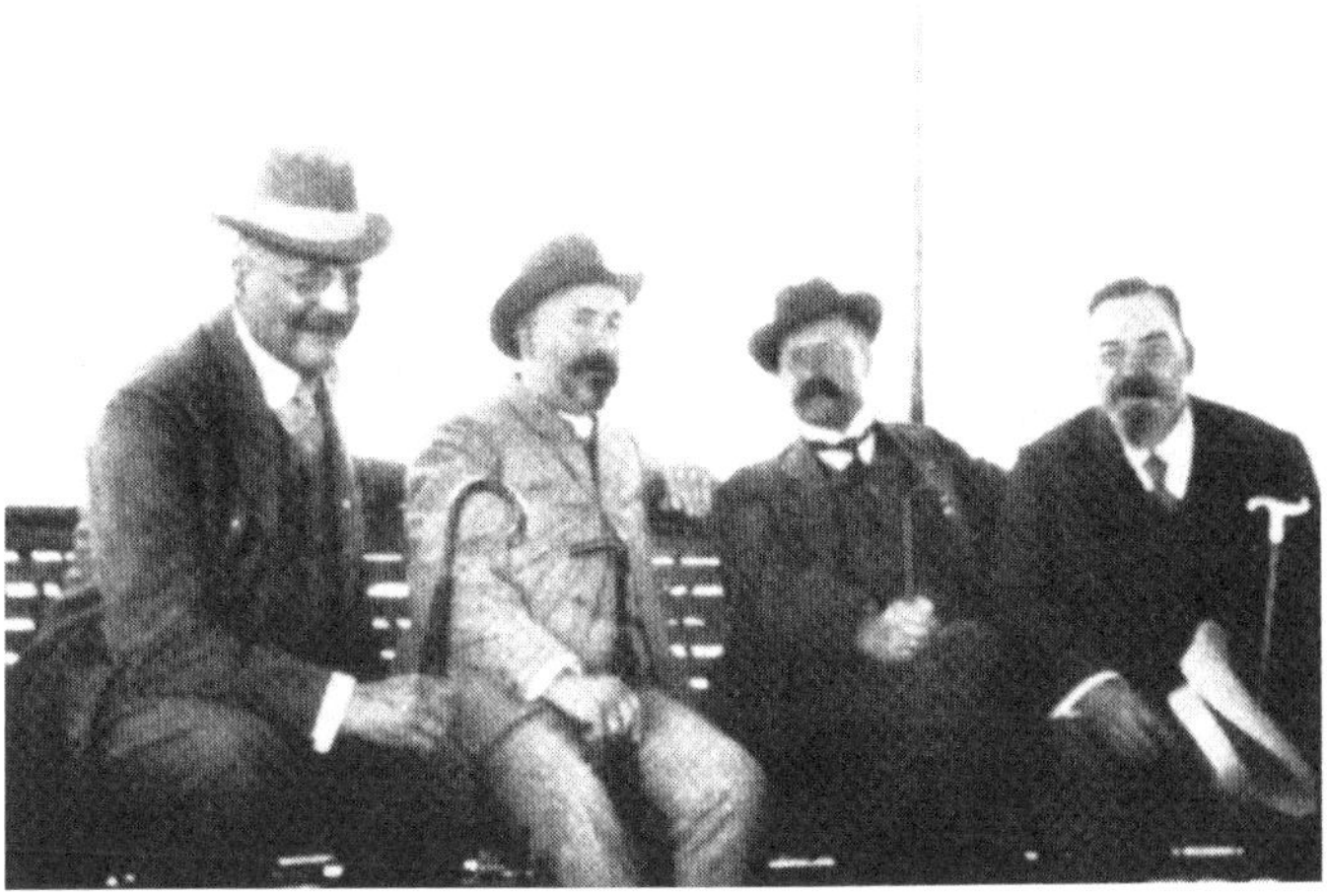

左からアルツハイマー、クレペリン、ガウプ、ニッスル
(シュタルンベルク湖にて、1900年頃)

1　「三大内因性精神病」学説、根本思想

思春期時代から太陽系の「惑星の歩み」の軌道法則性に非常な関心を抱いていた少年エミールあるいは医師クレペリンは、天体秩序への思いを恐らくは胸に秘めつつ、『精神医学教科書』の『第四版』（一八九三年刊、この版以降、早発性痴呆三亜型分類が開始される）に至って緊張病と破瓜病に関するカールバウム＝ヘッカー式の自然科学的素朴現象論たる「臨床的方法」とその結論を正面から受け入れた。この『第四版』刊行の前、一八九一年四月にはハイデルベルク大学の招聘に応じ、ドルパート大学を辞して、憧れのハイデルベルクに転居するはこびになった。ドルパート大学での五年間、仕事は充実していたが、寒さと暗さとスラヴ語系の言語上の不便は厄介であった。

既述したようにハイデルベルクへの旅は、五年ぶりのドイツ帰国の喜びと、三女が（一八九〇年二月、ドルパート生活後半に、一歳半で）ジフテリアで死去し、ハイデルベルクへの旅を終えるとほぼ同時に（九一年春に生後五ヵ月の）長男も敗血症によって死去してしまうという立て続けの悲しみに耐えるものになってしまった。この間、一八八七年生まれの長女も九一年三月に化膿性中耳炎に罹患し（四歳）、一命はとりとめたが、クレペリン夫妻の労苦がしのばれる。このような家族全体を襲った不幸について、クレペリンは、事実のみ断片的に書きとめているが、心情の告白など皆無である。

憧れのハイデルベルク

一八九一年、三五歳時、ハイデルベルク大学に着任して、まず行った重要な人事はフランツ・ニッスルの招聘であった。クレペリンとニッスルの協力によってハイデルベルク大学は、研究、教育、臨床のすべてにおいて、ヨーロッパ精神医学の一大中心地になってゆく。

一八七八年に創設されたハイデルベルク大学精神科の病棟は、「純粋に医学教育のための精神科病棟」としてはドイツで最も古い施設であった。計画的に行われた臥褥《がじょく》療法と持続浴療法（いずれも強い視聴覚刺激や体動を減じて心身の安静化をはかるもの。現在はほとんど行われない）は有効であって、不穏な患者のための拘束衣的な服は不要になった。クレペリンは最後まで拘束を要した患者の例を二人、具体的に記憶していて『回想録』に書いているから、じっさい、拘束必要な患者はすみやかにいなくなったようである。入浴療法についてはアルツハイマーの努力で効果があげられるようになったとクレペリンは回想している。

ハイデルベルクに住むようになってから約一年が経過した一八九二年、断酒の自己実験を開始した。驚いたことに週に一日は彼の仕事を不可能にしていた偏頭痛発作が完全に消えてしまった。長い歳月にわたって極度の節酒を続けてきたので、禁酒が唯一の要因ではなく、ハイデルベルクの素晴らしい風土の効果があったのだろうとクレペリンは考えた。前後して、禁酒医師同盟、酒精乱用防止協会、国民の家（禁酒のための公共施設）での講演会、ハイデルベルクのギムナジウム高学年生と大学生に向けた勉強会など、クレペリンの禁酒啓蒙活動は活発化していった。快適な風土の中で、さらに三人の娘が生まれた（既に記したが、フェヒナーと出会う直前に臍帯巻絡で最初の子を失い、次いでジフテリアで第三子を失い、敗血症で長男を失った。結果、医師になった長女を含めて娘四人が成人したと推定される）。年老いた母もノイシュトレリッツから引っ越してきて、七六歳で亡くなるまでハイデルベルクで一緒にすごした。家族も多くなったため、一八九八年春には、ネッカー河畔に、市街を一望できる城も見える屋敷を見つけて、一時期は多額の負債を抱えたが、とうとう購入した。大学から遠く、付近に人家も少ない家だったが、クレペリン夫妻は飼い始めた犬が大好きになり、この愛犬がいかに自分たちになついてくれたか、詳しく回想されている。くどくなるが、やはり、冷酷な学問の鬼という決めつけだけで人間クレペリンを理解するわけにはゆかない。

ハイデルベルクでの生活には、列車交通の便がよいので多くの欧州旅行ができたという有難いおまけもついていた。既述のようにクレペリンは旅も大好きだった。ドイツやスイスの各地、イタリアのコモ、ミラノ、ジェノヴァ、トリノ、フィレンツェ、シシリア島、生まれ故郷のノイシュトレリッツ、アフリカ西部地域、スペインのカナリア諸島、コルドバ、セヴィリア、マドリッド……列挙していたらキリがないくらい中小の旅を反復している。娘たちと一緒にハイデルベルク近郊でサイクリングを楽しみ、また、マドリッドではニューロン発見者サンティアゴ・ラモン・イ・カハール（一八五二―一九三四年）を訪問した。「非社交性」が特に強調されていたクレペリンであるが、ヨーロッパ旅行中には、カハールの他にも、多くの知人たち、著名な学者たちと出会っていて、その人脈の豊かさは意外なほどであった。兄のカールとの旅は特に楽しげである。筆も躍っている。カナリア諸島に行く手前のマデリア島で出会ったブーゲンビリアの紫の花は印象深い思い出になったらしく、何度も回想され書かれている。

このような楽しく充実したハイデルベルクの日々の中で『精神医学教科書 第四版』（一八九三年）や『第五版』（一八九六年）が創造されてゆく。総頁数は『第四版』が七〇二頁、『第五版』では八二五頁、『第六版』（一八九九年）では九六九頁とじわじわ増加しているが、美しいハイデルベルクの風景の中で生み出された三つの「版」（実質的にハイデルベルクで書き上げられ、ミュンヘン大学に転じてから出版された『第七版』を含めて正確には四つの「版」とすべきである）の威力は、広義の「早発性痴呆」の内的構造化が充実し、破瓜型・緊張病型・妄想性痴呆型という三亜型が確立され、「パラノイア」と「躁鬱性精神病」さらには「癲癇性精神病」（「第七版」で独立）が、臨床単位性をもって分画され、現代の医学的実践がなおも日々依拠している精神医学の骨格が造られたことに、鮮明に現れている。

ハイデルベルク大学からミュンヘン大学への事務書類上の転任が一九〇三年の一〇月であり、一二月には『第七版』原稿の校正を済ませたのちに兄カールと一緒に約四ヵ月間の南洋熱帯旅行に出発して一九〇四年の春に帰国しているから、一九〇四年復活祭後に刊行された『第七版』は、ハイデルベルクで書き終えられ、たまたまミュンヘン大学転任直後に（それまでの「版」と同じ出版社から）世に出された、という経緯になっている。

ここで、ハイデルベルク三部作とも言うべき三つの「版」に敢えて『第七版』をハイデルベルク産と明記して追加したのは、この『第七版』において、「広義早発性痴呆、躁鬱性精神病そしてパラノ

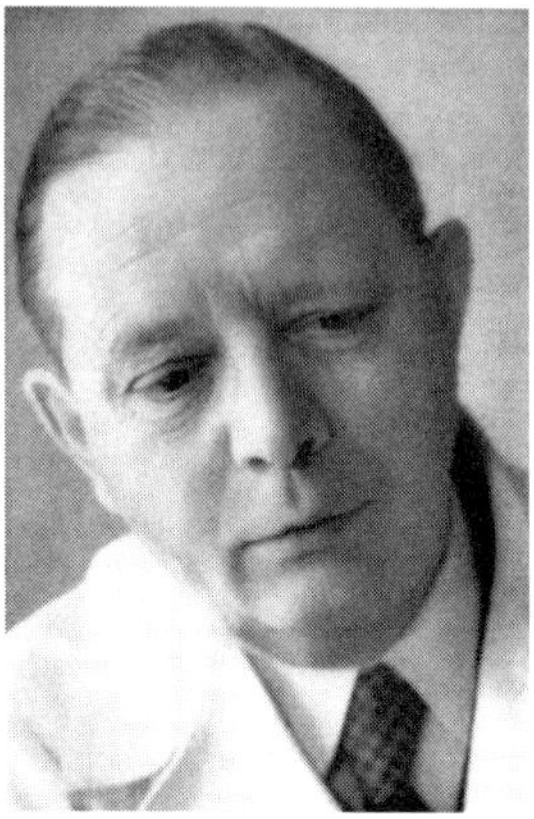
クレッチュマー

イア」とともに、「癲癇性精神病」に初めて独立した章が与えられ、精神病の疾患単位として、三本の柱（いわゆる三大精神病・プラス・パラノイアという学説）が打ち立てられたことに注目したいからである。言い換えれば、ハイデルベルクの美しく温暖な風土とクレペリンの精神活動昂揚の一体化こそが、『第四版』から『第七版』に続く創造のプラトー、驚嘆すべき創造性の高原の原動力だと思われる。

実際の存在の有無がいつも問題になる「パラノイア」なる疾患を一応は別にすると、「早発性痴呆・躁鬱性精神病・癲癇性精神病」という「三大精神病」なる概念がハイデルベルクで生まれ、根本思想が姿を現した。そして、これがテュービンゲン大学のエルンスト・クレッチュマー（一八八八—一九六四年）という比類のない才能によって（病質論として）継承されて、二〇世紀の中葉ないし後半までを支配することになった（安永浩は現代までと考えている。満田久敏と木村敏は、クレペリンの体系やクレッチュマーの学説を評価しないが、「三大内因性精神病」論という伝統の影響を、意識せずとも、受けている）。

クレペリンの精神医学体系の生誕地ないし故郷は、じつはミュンヘンではなく、ハイデルベルクだと言うべきである。繰り返しになるが、一九〇三年一〇月（人事書類上の日付）、四七歳のクレペリンは、約一二年間のハイデルベルク大学在任を終えて（約二ヵ月は双方の大学を兼務し、次いで四ヵ月間の南洋熱帯旅行を行ったのち翌一九〇四年の春に実質的に）ミュンヘン大学に戻った。そこで結果的には精神科主任教授となり、教室の改築を行い、ついで精神医学研究所の長になり、この研究所は主にアメリカ合衆国からの資金援助を得て拡大充実されて、多くの研究者の活動の場となり、生理学、脳解剖学、精神病遺伝学などの成果を生むことになる。しかし、人事や新築計画業務さらに財源確保など組織運営上は絶対に必要だが雑務的でもある日々の労働と責任がクレペリンにのしかかってくるのは避けようもない。

一般に、クレペリンはミュンヘンの大御所と見なされる。間違いではない。だが、〝ハイデルベルクの若き創造者クレペリン〟と〝ミュンヘンの研究機構の実務職員クレペリン〟というコントラストの印象は鮮明である。鮮明に過ぎると言っていいだろう。ミュンヘンに転居したのちのハイデルベルクへの郷愁の念は繰り返し吐露されるが、ハイデルベルク大学の医局を満たしていた親密な人間関係、生き生きとした共同活動と連帯感を懐かしむ気持ちは、痛ましいほどである。この思い出は、全体が美しいハイデルベルクの街と自然に抱擁されていたのであるから、クレペリンの抱いていたハイデルベルクへの郷愁は、失われた研究充実と失われた人間関係の豊かさ、失われた自然の美しさへの郷愁であった。加えて「ハイデルベルクとミュンヘンのあいだ」には裂隙（深淵？）とも言うべき「南洋熱帯の旅」が横たわっていて（後述）、ハイデルベルクの高貴で知的な風土は遠い彼方に去ってしまったかのようであった。

ネッカー渓谷の小さな私の活動世界へ戻りたいとも思った。花咲くわが家や、ハイデルベルクの静かな南国風の美しさや、私の好きな課題に取り組む穏やかな毎日の研究を放棄しなくてはならないということも痛いほどわかった。（クレペリン 二〇〇六、一五二頁）

だが、痛いほどの郷愁を感じつつも、クレペリンはまったくセンチメンタルではない。フロイトと並ぶこの偉大なパラダイム・メーカー的人物は、「ハイデルベルクの怒れる若者」の顔をも持っていると考えるほうが史実に近いであろう。そして、こんにちなお、われわれが、それに依拠して臨床の仕事に従事し、それに依拠して医師としての経済生活を送っているパラダイムは、一九世紀末から二〇世紀初頭にかけて、ハイデルベルクで創られたという史実はもっと知られてよい。人間クレペリンとその業績を知ることは、過去記憶の問題ではなく、精神科医たちが、現在只今、日々生かされ（給与を貰い、食べさせてもらっ）ている経済活動と生存条件の根拠の場所、直下からわれわれを支えている起源的な基盤を知ることである。

いわゆる内因性精神病二元論の出現を厳密に規定するなら、クレペリンの精神医学体系の中枢部は一八九六年（『第五版』）に誕生したと見てよいが、これはクレペリンが初めて全面的にカールバウムの緊張病研究とヘッカーの破瓜病研究という歴史的成果を自身の妄想性痴呆の臨床経験に結びつけて広義の早発性痴呆の三亜型としたこと、カールバウムに発する本格的な疾患単位学説の流れに肉薄するに至ったことを意味している。その後の、『第六版』の誕生の意義は、早発性痴呆と躁鬱性精神病という明快な（明快過ぎる？）二元論の確立、そしてパラノイア概念の独立に存する。さらに『第七版』の誕生の意義は、癲癇性精神病の独立といわゆる「三大（内因性）精神病」鼎立という学説の確立に存する。

癲癇性精神病概念の確立にまつわる苦闘

「癲癇性精神病（Epileptisches Irresein）」という正式病名は『第七版』と『第八版』で用いられている。ちなみに『第五版』では「全般性神経症」の概念の中に「癲癇」と「ヒステリー」が収容され、『第六版』でも「癲癇」は「全般性神経症」内に位置を占めていた。それゆえ『第七版』は、「癲癇性精神病」が独立して「早発性痴呆」、「躁鬱性精神病」と鼎立した注目すべき「版」なのである（「パラノイア」は重要だが極めて稀な疾患なので「理念」的なものとして、括弧に入れておきたい）。

では、クレペリンは、『第七版』と『第八版』の刊行の時点で、具体的にはどのような「精神病」を「癲癇性精神病」の名において考えていたか。要約的に輪郭をつかんでおくべきだろう。以下は『第八版』の第三巻の第二部に依拠した「癲癇性精神病」の臨床像である。

癲癇発作は癲癇の非常に重要な随伴現象ではあるが、唯一の随伴現象でもなく、あるいは欠くべからざる随伴現象であるとも限らない。真正癲癇であっても特有の発作が他の症状の背後に退くか、持続的に全く欠けていさえもするようなものが疑いもなく存在する。（クレペリン　一九八六a、三頁）

明らかなように、クレペリンは、古来有名な「痙攣《けいれん》発作」を「癲癇性精神病」の不可欠の症状とは見なしていない。ここまでくると、クレペリンは既に「疾患の本質」を見据えていることが分かる。つまり、本質的プロツェス（過程）からは、全身痙攣発作が現れても精神症状が現れてもいいのだ、と考えている。こういう洞察は、この時代、脳波検査技術がまだなかったゆえにこそ臨床的に直覚されたのだろう。逆に言えば脳波検査と発作波解析の進歩によって、いかに多くの人格的特異現象と精神症状が隠蔽されてしまったか、再考すべきなのである。たとえば、ディーター・ヤンツ（一九二〇―二〇一六年）は、木村敏の友人だが、その「睡眠てんかん」と「覚醒てんかん」の差異発見に際して、「もし脳波に頼っていたら分からなかっただろう」と木村に告白したという。重要な経験談である。

痙攣発作の「代理症（エクイヴァレント）」としての精神諸障害」という事実をクレペリンは当時既に見抜いていた。

真正癲癇とは、内的な原因《インネレ・グリュンデ》から生ずる、発作的に回帰する痙攣と意識喪失、あるいは経験によればしばしばこれらと結合してあるいは交代してみられるような諸障害を特徴とするようなものである。（同前、四頁。強調は省略）

クレペリンがここで「諸障害」と言っている症状はじつに厖大である。そのごく一部を列記しておく。「意識混濁型、欠神、めまい発作、睡眠発作、精神的癲癇（発作前と発作後の多様な精神病状態の意）、周期性不機嫌、気分激変性（不機嫌に続く衝動行為や妄言）、恍惚（誇大的・恍惚的気分、観念奔逸など）、妄覚（幻聴や幻視があるが空想夢幻的な幻想性を帯びている現象）、妄想（被害的で不快な悪魔体験などが多い）、朦朧状態、夢中遊行、夢幻的意識混濁、譫妄性錯乱、不安状態（妄想気分に近い）、癲癇性昏迷、遍歴欲……」（同前、一四一―四一一頁）などである。クレペリンの語彙の豊かさには敬服するが、かえってこちらが混乱することもある。これら精神障害の持続時間は、数時間から数ヵ月とまちまちである。

現代精神医学は、痙攣発作と脳波異常のみに着目し、臨床現場で視野狭窄を起こしているゆえ、クレペリンの詳細（過ぎる？）無比の観察と記述を軽く見るが、これは感心できない。全体として明らかに癲癇患者特異的な状態像（精神病像）変遷と経過特性が一貫しているゆえにクレペリンはこれを「癲癇性精神病」と一括して名づけたのである。

現代の精神医学にはこれらの症候群が見えなくなった。もちろん優れた薬物の登場の影響がある。と同時に、脳波を主体とした検査データ検証のみ着目され、社会全体の中での癲癇者の生活全般・人生全般・性格（気質）、立ち居振る舞いの特徴に余り関心が示されなくなったゆえであろう。

クレペリンの業績を考えるにあたって、われわれは、われわれ自身がいかなる概念装置（メガネ）を媒介にしてこの特異な医師の仕事を見ているか、自覚すべきであろう。

疾患単位学説に焦点を合わせて彼の仕事を見ているのか？　三大精神病構想に焦点を合わせて彼の仕事を見ているのか？　一九二〇年に発表された「精神病の現象形態」論文すなわち症候群論におけ

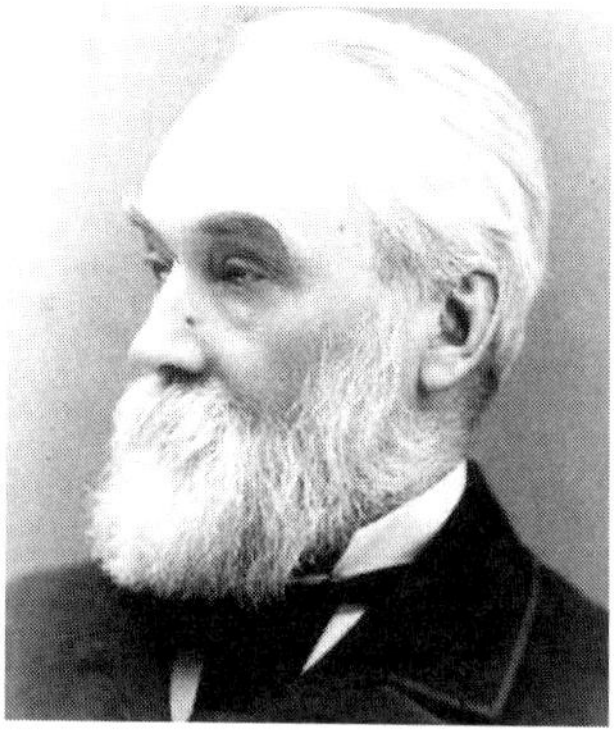

ジャクソン

るクレペリンの思想を見ているのか？　さらに法則性と秩序性をほぼ放棄した精神的「星雲説」（精神的進化・退化の渦動）を夢見る医師を見ているのか？　それとも、もっと先に進んで結局は単一精神病学説まで回帰してしまうようなクレペリンを見ているのか？

　こうしてみると、「癲癇性精神病」を念頭に置いているクレペリンの精神医学は、疾患単位学説と単一精神病学説のあいだに位置すると想定される「三大（内因性）精神病」学説（三大症候群学説）に立脚していると見なしうる。この「三大（内因性）精神病」学説こそクレペリンが沈黙のうちにめざした精神医学的根本思想にほかならなかったと言ってよかろう。

　また、ロンドンのJ・H・ジャクソン（一八三五—一九一一年）の独創的な見識に似たクレペリンの層次構造論（第Ⅳ章第1節）を参照すると、「躁鬱性精神病」は層次構造論的に軽度の侵襲とそれに応じる既成装置（第Ⅲ章第2節）の露呈として、「早発性痴呆」は中等度の侵襲への反応（帰結）として、理解される。だが、しかし、「癲癇性精神病」は、はるかに多重的かつ包括的で、軽度（「ヒステリー性発作・神経症性発作」など）あるいは中等度の侵襲ダメージによる意識・気分変容と「躁鬱性精神病／早発性痴呆」という複数の層を垂直に貫通して、ついには、生命体の有機的構造の退行ないし解体をもたらす最重度かつ最深度の侵襲結果である全身痙攣発作と昏睡にまで深達してしまう。それゆえ、神経と精神の層次構造の退行・解体という点では、「癲癇性精神病」がもっとも強く深い侵襲のゆえに広汎多様な原始的結果（既成装置）を露出させることになる。

ともかく、「三大（内因性）精神病」とはいうものの、単に平面的・静的に鼎立しているのではなく、「癲癇性精神病」がもっとも深い層から、もっとも広汎に、垂直に突き上げてくるような作用力をもって「早発性痴呆・躁鬱性精神病」という二つの「内因性精神病」を生み出し、さらには多様な「神経症」群を副次的に差異化し、派生せしめ、造形していると考えるのが自然だと思われる。

現在、「三大（内因性）精神病」の中でもっとも巨大で太古から深遠と見なされていたはずの「癲癇性精神病」がまっさきに解体されて精神医学から追放されつつあるのは何故であるか？　さまざまの発作形態の分類整頓に全力を挙げて成功した結果、「精神」が分解され消去され、精神医学が自己の使命を見失い、「精神現象」を黙殺してしまったせいだとしか思われない。

さて、脳波が流布し、「てんかん」が、神経科と脳外科さらには小児科の担当へと分散されたのは厳密には一九八一年の「てんかん発作の国際分類」承認以降のことであるが、「三大（内因性）精神病」という理念（＝根本思想）は、エルンスト・クレッチュマーの発見的思考に導かれて、約半世紀のあいだ、豊饒なる実りをわれわれにもたらした。だが、クレペリンの「三大精神病」鼎立論とは余り縁がないかのように、クレッチュマーの「（三大）気質（分裂・循環・粘着）・体質（細長・肥満・闘士）・病質（分裂・循環・類癲癇）論」から新たな思考が始まった、と見なす錯覚はなぜ生じたか？『第七版』において生み出され、『第八版』から『第九版』へと維持されてきた「癲癇性精神病」なる概念（ただし『第九版』になると単純に「癲癇（Epilepsie）」となっている）が忘却され、精神病理学的意義の記憶が薄れ、「三大（内因性）精神病」が「二大内因性精神病」に着地したことで、われわれは何を獲得したのか？　われわれは何を失ったのか？　じっくりと再考すべきだろう。

2　クレペリンの体系と満田久敏・安永浩・木村敏の癲癇論

クレペリンが沈黙のうちに創り上げてしまった「三大精神病」概念の方向に精神医学を拡大深化させ、強く意識しないにもせよクレペリンの体系構想を継承するかたちで研究を推進したのは、じつは、二〇世紀半ばから後半にかけて活躍し始めた日本の三人の精神医学者、満田久敏（非定型精神病論の構造化）と安永浩（中心気質概念の提唱）、そして木村敏（イントラ・フェストゥム概念の提唱）である。この三人の日本人精神医学者は、直接にはクレペリンに言及していない。特に遺伝学を重視した満田は、クレペリンの体系に賛同できず、むしろクレペリンに敵対的だったカール・クライスト（一八七九―一九六〇年）からの影響を受けている。しかし三人とも「三大内因性精神病」なる構想を、無意識的であったかも知れないが、独自の仕方で抱いていたことは明らかだと思われる。もっとも、わが国の三人ともに、クレペリン自身の「三大（内因性）精神病」記述に平板な現象主義（フェノメナリズム）と症状羅列的分類しか見なかった可能性は大きい。

じっさい、満田久敏（一九一〇―七九年）は言わば正三角形の三つの角の位置に描かれた三つの円を「三大・定型（分裂病、躁鬱病、癲癇）精神病」として配置し、ど真ん中に「非定型精神病」という円形領域を、無底の深淵の如く描いていて、クレペリンとは相容れない。三つの角に位置する定型精神病の各領域は、それぞれの周辺群として「類パラノイア精神病・類循環性精神病・類癲癇精神病」に包囲されつつ、中央の「非定型精神病」という深淵ないし中核領域へと流れ落ちて（合流して）ゆくイメージであろうか。

安永浩（一九二九―二〇一一年）は、クレペリンには触れず、クレッチュマーの『体格と性格』（一九二一年）以降の説から自分の論を説き起こしていて、「粘着性気質」を「中心気質」と捉え直し、自然児（子供）の躍動する生命から「てんかん」の精神病理へと論を展開した。彼は、天然自然で根底基盤的な「中心気質」から対人社会を生きる「循環気質」へ、さらには抽象的宇宙に飛翔する「分裂気質」へと円盤がどんどん急傾斜して立ってゆくモ

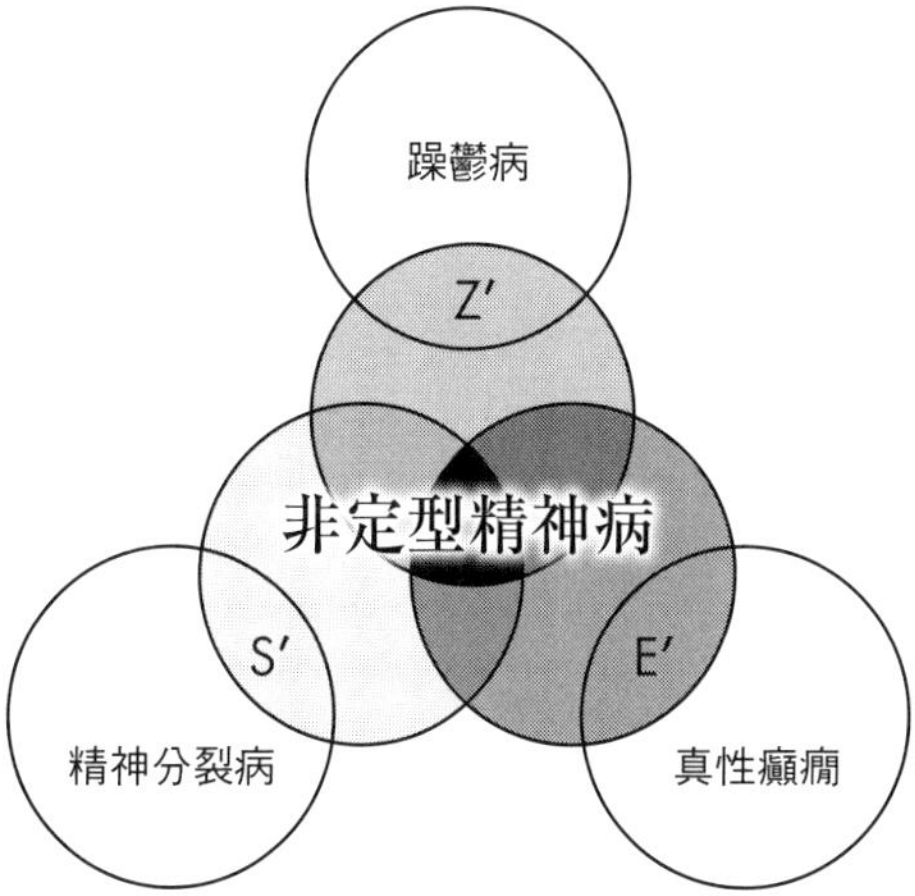

S′＝類パラノイア精神病周辺群
Z′＝類循環性精神病周辺群
E′＝類癲癇精神病周辺群

満田久敏のモデル（堺俊明「成因と病理（遺伝）」、『現代精神医学大系』第12巻、中山書店、1981年所収の図をもとに作成）

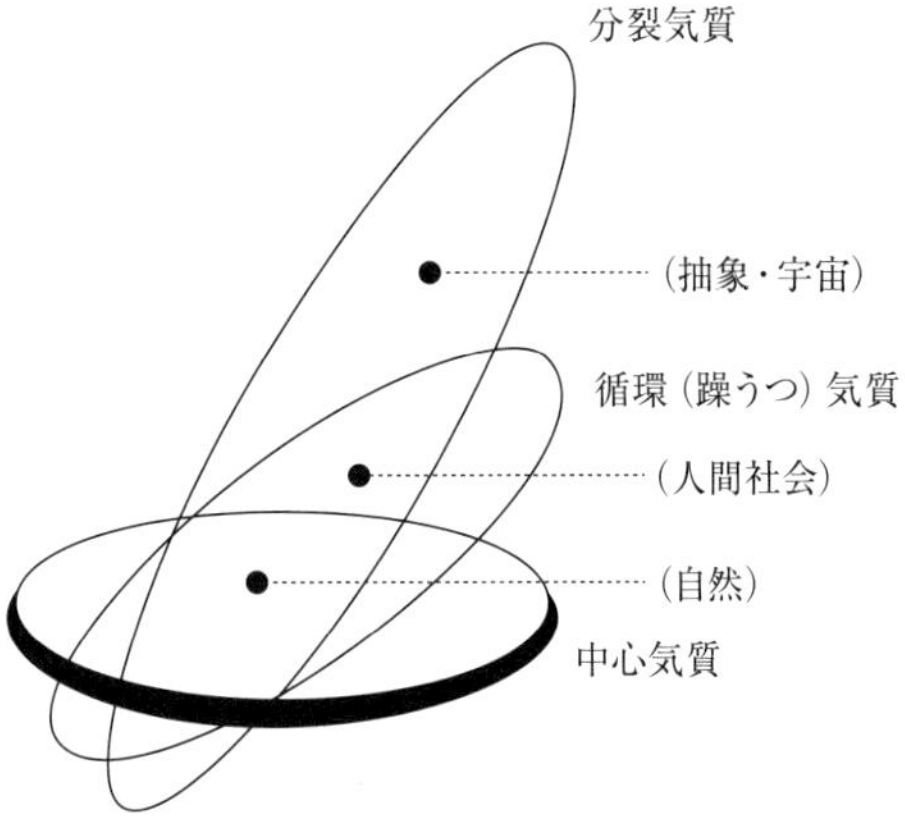

安永浩のモデル（安永浩「「中心気質」という概念について」、木村敏編『てんかんの人間学』東京大学出版会、1980年所収の図をもとに作成）

デルを描いている（上掲の図参照）。

木村敏（一九三一—二〇二一年）は、満田の後輩にあたるが、クレペリンとクレッチュマーには触れず、ドストエフスキーという文豪とその文学作品を深く読み込みつつ「イントラ・フェストゥム（祝祭のさなか）」の時間性を存在論的・生命論的に垂直に噴出させ、この勢いを精神病あるいは生命（祝祭性）の源泉とみなした。そして他の二つの精神病の時間論的特性（アンテ・フェストゥムとポスト・フェストゥム）は垂直の瞬間（癲癇発作の時間性）が差異化されて歴史性に変性すると見ている。なお、フロイトは文豪ドストエフスキー自身の病を「ヒステロエピレプシー」すなわち「特異に重い発作性神経症」に属すると見なしていて（「ドストエフスキーと父親殺し」、一九二八年公表）、特別に興味深い。

すなわち、三つの「定型」精神病は、一方では中央の「非定型精神病」へと収斂融合し（満田）、他方では外部に向けて、類似性を有する神経症候群あるいは人格障害群へと拡散してゆく（フロイトそして安永と木村）と構想される。

満田に近い世代には「癲癇性素因」を重視する鳩谷龍、澤政一ら「癲癇性精神病（癲癇性素質）」を重視して「内因性精神病」の構造と力動を検証する優れた学者がいたが、このような研究傾向は日本固有と言っていいくらい貴重なものであった。私も、研修医の頃、「大阪の満田、三重の鳩谷、新潟の澤」ら大先輩の論文を興味深く読んだものだが、当時は自分の真の動機が分からなかった。神経生理学の大家であった島薗安雄教授が、当時私の所属していた教室を主宰していたことの影響があったのかも知れない。

さて、満田、安永、木村と敢えて三人のわが国の先輩を挙げたが、これは私が日本人だからではなく、客観的に見て、この三人こそが世界的な視野において、創見の水準が抜群であったからであり、三人ともに特筆すべき精神科医、内因性精神病研究者だからである。

満田久敏から木村敏への影響

木村敏は晩年の興味深い自伝風の記述の中で重要なことを書いている。「満田久敏先生との出会い」とされた節から、かいつまんで引用しておきたい。

満田先生の研究の出発点には、それまで臨床症状から分裂病の診断が下されていた患者群のうちに、長期の経過を見ても次第に悪化して間違いなく分裂病であることのわかる「中核群」のほかに、それとは本質的に異なって軽快と悪化の交代を示す「辺縁群」が含まれており、そういった辺縁群の患者の家系には分裂病以外に躁鬱病や癲癇などの多彩な疾患の患者が出現しているとい

う、厳密な臨床的観察があった。〔…〕
癲癇という病気は、古代ギリシア医学では「神聖な病」と呼ばれて、超自然的な力に突然襲われる病と見なされていたし、二〇世紀の初めごろもまだ、分裂病、躁鬱病と並ぶ「三大精神病」の一つに数えられていた。しかしやがて――とくに脳波の発見が拍車をかけて――癲癇は脳そのものの異常放電現象であって、精神病とは関係がないと考えられるようになってきた。しかし、意識の突然の中断や痙攣といった癲癇の臨床症状と、それを引き起こす「癲癇素因」とは、あくまで別次元の問題である。満田先生は、混合精神病の家系には分裂病や躁鬱病の素因のほかにこの癲癇素因も潜在していて、そのために平均以上の癲癇の発症が認められるのではないかと考えた。そしてこういった混合病像を、それを構成するそれぞれの素因の定型的な発現とは病像が違うという意味で、「非定型精神病」と呼ばれた。
精神病を、その臨床症状にとらわれることなく基本的な病理の次元で見て行こうとしていた私にとって、この発想は非常に魅力的だった。私がのちに提唱することになる「イントラ・フェストゥム」「アンテ・フェストゥム」「ポスト・フェストゥム」という時間論的な概念も、もとをたどれば満田先生の臨床遺伝学のお仕事からその最初の着想をえている。（木村 二〇一〇、七六―七八頁、原語表記は省略）

クレペリンは、「三大精神病」なる表現を使わなかったし、いわんや、「三大内因性精神病」の内的な構成の力動など考えもしなかった。クレペリンは、カールバウムの教えを継承して、臨床症状と経過特性と予後の緻密ながら平板でもある記述に徹して、疾患単位を追い求めた。それゆえ、満田も木村もクレペリンとは相容れなかったのだが、ここでは学説や論の優劣を論じる気はない。じっさい、現在のネオ・クレペリニアンの隆盛を否定しても仕方がないし、満田・木村の発想の豊かさを称賛しても、いまは、耳を傾ける医師は少ない。

確かなことは、クレペリンが、「早発性痴呆」と「躁鬱性精神病」を二分割しただけでなく、「癲癇性精神病」をも克明に記述して、二大疾患単位学説から「三大精神病鼎立」の光景に至ろうとするたいへんな努力を終生にわたって続けたが、「謎」は「謎」のままであったという事実である。クレペリンの弟子であったクルト・コッレが精神病問題について「デルフォイの神託」を連想した意味が想起されるべきだろう。

安永浩の「中心気質」

クレペリン論という本稿のプロットから余り逸脱しないように配慮しながら、安永浩の「三大内因性精神病」論を簡潔に追ってみよう。

> 中心気質とは類てんかん気質を含みつつ、これをひろく拡大した概念である。〔…〕〔…〕気質（性格）分類にはギリシア以来あまたの試みがあるとはいえ、われわれ精神科医にとっては、（殊に精神病を扱う場合には）やはりクレッチュマーの築いた分裂、循環（躁うつ）の二大

分類が絶大の意義をもっていると思うので、本稿でも専ら、先ずこれに準拠する。これに対して類てんかん気質を対置せしめたのはあからさまにはミンコフスカが始めかと思うが、てんかんは古来「三大精神病」の一つとされたのであるから、これを含めて気質も三大分類にしよう、という考えはむしろ平凡な位のものといえよう。〔…〕

先ず、私の考える「中心気質」の包括範囲を概説しておこう。そのためには先ず「ふつうにのびのびと発達した」五〜八歳位の「子ども」のイメージを浮かべていただくのがよい。天真らんまん、うれしいこと、悲しいことが単純にはっきりしている（しかも直截な表現）。周囲の具体的事物に対する烈しい好奇心。熱中もすればすぐ飽きる。動きのために動きを楽しみ（ふざけ）、くたびれれば幸福に眠る。「野の百合、空の鳥」ではないが明日のことは思い煩わない。「昨日のこと」も眼中にはない……。

〔…〕大人からみると危険でみていられないが、何とも無・合理的にほほ笑ましい。こういう状態こそ〝本当に生きている、ということなのだ〟という思いに誘われる。〔…〕

〔…〕ともかくよい意味でもわるい意味でも自然の動物に近い。こういう気質の形を、「中心気質」の中心におく。すぐおわかりのことと思うが、誰でもこういう時代があったのである。実際には幼稚園児くらいになると、或る程度の気質差はすでに歴然としてくるが、それでも大人の場合ほどの差ではなく、たえずそこに帰ろうとするような自然の中心をまだ存している。言いかえればどんな人の心にも、その基底にはこの性質がひそみかくれている。複雑に分化した大人の諸性格は、ここからの発展、分岐、偏向にすぎない。それ故にこそ、この形の気質を「中心気質」

と名づけたのである。（安永 一九八〇、二二―二六頁。強調および原語表記は省略）

さて、安永浩は、O・S・ウォーコップの思索に依拠しつつ、独自の論理、パターン理論とファントム空間論を展開しているが、ここではその詳細には立ち入らない。また、クレペリンには触れないで、クレッチュマーを直接に参照している点は留意されたい。ともかく、「三大内因性精神病」の内奥のダイナミックな組立てを「中心（気質）」から論じ得た点で、安永理論は、世界的に見ても特筆すべきものである（一一二頁の図を参照のこと）。

「中心気質」を特徴づける言葉を、安永の文章から、さっと拾い上げてみよう。

「五〜八歳位の「子ども」のイメージ」、「天真らんまん」、「直截な表現」、「周囲の具体的事物に対する烈しい好奇心」、「生きている行動」、「本当に生きている、ということ」、「自然の動物に近い」等々。加えるなら、「複雑に分化した大人の諸性格は、ここからの発展、分岐、偏向にすぎない」とされている。解釈は不要だろう。理屈で解釈したら枯れてしまうような生命がここには燃え上がっている。自然直接的な、動物直接的な生命の歓喜がすべての瞬間に溢れている。成長して分裂気質の宇宙抽象性に分化しようが、循環気質の社会性に円熟しようが、人間はいつでも「中心気質」に回帰する方向へ、「自然の中心方向へ」と引き寄せられてしまう。

ここで想起されるのは南洋熱帯旅行中にクレペリンが直接的に自身の肉体と感覚で体験した、クレペリンにしては非日常的な生命自体の燃え上がるような実感である。論点先取的になるが、以下に、彼の南洋紀行の文章を少し引用しておこう（詳しくは本章第4節参照）。

私は喜びでほとんど陶酔に近い状態に陥り、世界の美しさを完全に満喫し尽くすことを決心したことに心が躍った。なによりも「生きられる自然」(belebte Natur) という考えが、熱帯世界で得た印象によって、根底から決定的影響を受けた。それまで曖昧であった「自然の意志」ということが、その基本的意味において、しっかりした形と輪郭をもって現われた。〔…〕つまり、あらゆる生命体において、まず最初に存在しているのは眠っている欲動的意志興奮であって、これが生命の発現のみならず、その展開も、究極的にはその構造をも規定している。(クレペリン 二〇〇六、一五八―一五九頁)

この時点で、鉄仮面の如き自分自身を〝とろかして〟しまった南洋熱帯体験が「癲癇性精神病」あるいは「癲癇発作体験」ないしは「中心気質」類てんかん気質」生命の祝祭性」に瀰漫《びまん》的に通底していることにクレペリンは気づいていたであろうか？ クレペリンはまだ気づいていなかったであろうと私は推測する。その状況証拠を一つ挙げるなら、クレペリンの南洋熱帯旅行は、『第七版』の校正を慌ただしく終えてすぐの一九〇三年クリスマスから四ヵ月間、兄と一緒に実行されたのだが、旅行後の『第八版』(一九〇九―一五年) の早発性痴呆記述の箇所 (第三巻、一九一三年刊) で、初めて、この疾患の「基本障害」を語りだした件《くだり》が挙げられる。いわく「意志の障害 (Willensstörung)」と。だが、クレペリンは「意志」と言い始めて急いでこれを「心理学的概念としての意志ではなく」、「方向づけられた生命のことだ」と言い換えていた。これをはっきりと指摘したのは高野良英である。

クレペリンは難解な哲学用語を使わない。緊張病に典型的に現れる「意志の障害」が、自然生命表現の障害にほかならぬことを自明事と見たであろう。ここでは期せずして三つの問題、すなわち、「中心気質」問題とクレペリンの「南洋熱帯体験」問題、そして「緊張病」問題が、相互に重なり合ってくる。安永は「中心気質」の暴発に「てんかん」発作を見たが、クレペリンは緊張病の「昏迷・命令自動症・夢幻症・多様な意識障害」を見た（「精神病の現象形態」参照）。この違いは正誤の問題ではない。発生論的に未熟で無垢な「既成装置」は、退行深度・解体程度の差に応じて微妙に異なる「現象形態＝症候群」として露呈する。それゆえ、生命（自然＝意志）が方向性を失って混乱迷走し、減弱し枯渇し麻痺したとき、われわれ人間に何が起こるか、という問いには、多様な答えが可能なのである。

人間は、自然動物的な「中心気質〔自然児〕」から差異化されて、社会性（対人関連系）に媒介された「循環気質〔社会人〕」に傾斜展開し、さらに、宇宙抽象界に分岐し飛翔する「分裂気質〔宇宙人〕」へと偏倚の度合いを強くする。この分岐と偏倚は、単純な進化でも退化でもない。生命力と状況に応じて、絶えず分岐と偏倚を繰り返しているのが人間的生命体なのであり、この差異化の動性の均衡と不均衡ゆえの終わりなき分岐と偏倚が、人間の生涯にわたって波打っている。一貫しているのは「中心」からの引力の強度だけであろう。それゆえ、三大気質（病質）は、固定されてしまうような不変の生命類型ではなく、生存条件に応じて、相互に浸透し合い、偏倚し展開し分岐し続ける。ただし経験上知られているのは、三大気質が相互に逆転したり入れ替わったたまま固定されたりすることは稀有であるという事実である。同じことは三大（内因性）精神病の内的構造化についても言える。

「早発性痴呆・躁鬱性精神病・癲癇性精神病」は相互に混合し、浸透し合っていて容易には峻別できない。だが互いに交代し合いつつどちらか一方がしばし固定されてしまう（現象的には二重人格のように見える）ことは稀ながらある（内村祐之はクレペリンの詩に「粘着性気質」とヘルダーリンと似た「分裂気質」を同時に感受している。第Ⅰ章第5節、第6節にて既述）。強いて言うなら、意識変容と意識障害として現象する「中心気質」だけが「三大」とされる精神疾患群のすべてに現象し続ける。また、精神病の「非定型性」（満田）は、それが人間気質の「中心性（幼児性）」（安永）と同義であるゆえに、産出され続けるだろう。

たとえば、カント＝ラプラスの「星雲説」を夢想したエミール少年は、なお怖いものを知らない腕白な「中心気質」を色濃く帯びており、家族親族と少数の盟友の中では一応の「循環気質」性を帯びているが、苦悩する求道者のごとき精神医学者としてのクレペリンは、非人間的なまでに冷酷無情な研究の鬼と化して、時間を盗みとるだけの無礼な人間的他者を拒絶する「分裂気質」を帯びてしまう……。そうかと思うと、また熱帯における動物性に愉悦する少年に回帰する……。このようにダイナミックに変転しては元に戻る生き物としてわれわれは人間クレペリンを、そして自分自身を、理解すべきだと私は考える。

木村敏の時間論的精神病理学における「てんかん」論

安永浩が「中心気質」論を展開し始めたころ、木村敏は、まったく別の方法で「三大内因性精神病」の復権を、それと明言することなく、精神病の時間論的理解として達成しようとしていた。安永と木村、この二人は相互に高く評価し合っていたが、互いに嚙み合いにくい原理から論が展開されているので、二人の学問を安易にまとめることは難しい。

以下、木村の「てんかん」論を見て行こうと思うが、安永理論とは別の意味で簡略化しにくい現象学的時間論が基礎にあるので、分かりにくいなら私の説明が拙劣なのだから、ご容赦願いたい。しかし、木村自身が認めるように、満田久敏からの影響が強かった事実を思うと、哲学的時間論に臆することなく、満田流の臨床体験に戻れば、ずいぶんと理解が進むと思われる。木村の場合、時間論は「非歴史的瞬間論・祝祭論・生命論」を根幹にしている。

祝祭《フェストゥム》としての、「祝祭のさなか」（intra festum）としての、あるいは「祝祭への突入」（in festum）としての発作――これはわれわれにとってあまりにも魅力的なテーマである。われわれはすでに別の関連において、分裂病者の宿命予感的・未来先取的・事前行動的な存在構造の時間性を「前夜祭的」（ante festum）として、また躁うつ病者の現在完了的・現状保存的・事後反省的な存在構造の時間性を「あとの祭的」（post festum）として規定しておいた。アンテ・フェストゥムとポスト・フェストゥムは、われわれの人間学的考察にとっての鍵概念とでもいうべきものである。この両種の時間構造に対して、ここで今取り出したてんかん発作のイントラ・フェストゥム構造はどのような位置を占めるのであろうか。ここから、さきに暗示したてんかんと分裂病との関係の問題も含めて、一つの包括的な人間学的精神医学体系の構想が可能になるのではないだろうか。（木村 一九八〇、八〇頁）

水平的かつ質的にイメージされるアンテ（ポスト）・フェストゥム性格と垂直的かつ量的にイメージされるイントラ・フェストゥム性格。このような木村の臨床的直観は、安永とは異なる感性において、しかし安永とまったく共鳴しつつ「三大内因性精神病」概念への回帰を予感しているかのようである。

この二人の「三大内因性精神病」構成論は、ほとんど無意識的ではあったにもせよ、クライストやクレッチュマーのそれと同様に、クレペリンが創出したパラダイム的地盤に共振したり反撥したりしていると言えるが、人間学は、その広大な裾野ゆえに、自然科学やフロイトの精神分析とは異なった第三のパラダイムを創出する能力を秘めていたかも知れない。だが、『てんかんの人間学』が木村を編者としてわが国で刊行された一九八〇年はアメリカ製のＤＳＭ-Ⅲが出た年でもあり、合衆国ではクレペリンへの回帰とかネオ・クレペリニアンとかと言われ始めたときであった。また、一九八一年には「てんかん発作の国際分類」が公認されて、医師は臨床発作と脳波変化しか見なくなってしまった。『てんかんの人間学』が出版されてから四〇年以上の歳月が経過した。私は、安永と木村の仕事が世界の精神医学に浸透するという希望をふと失いそうになってしまう。これからも、精神病理学という学問における広義の科学革命は、人間世界の運不運の荒波に翻弄されてゆくのだろう。

満田・安永・木村の思考に潜む単一精神病学説

われわれは、クレペリンの「癲癇性精神病」概念の発想と「三大精神病」鼎立学説の可能性から始め、クライストとクレッチュマーの独創性を経て、わが国の精神医学が世界的に見ても稀有の進捗進化と深化を示したという、多少とも厄介な理路を辿ってきた。この理路において、満田・安永・木村に代表されるわが国の「非定型精神病」、「中心気質」、「祝祭的生命性」という研究業績の発見性は明白だった。

それゆえ、改めて要約すると、クレペリンが一八九九年に刊行した『第六版』で決定的に重要な改革は、早発性痴呆と躁鬱性精神病の二分法の確立であった。だが、この『第六版』ですでに、「全般性神経症」の中に「癲癇」が組み込まれていた。以後、『第七版』(「癲癇性精神病」)から『第八版』(「癲癇性精神病」)を経てクレペリン没後の一九二七年に弟子のランゲによって刊行された『第九版』(「癲癇」)に至るまで、立て続けの改訂努力は、「癲癇性精神病」なる第三の疾患単位の確立と「三大(内因性)精神病」鼎立論への登攀努力をも意味していた。クレペリン自身は公言しなかったが、クレペリンの学問の流れをもっとも直接的に継承したのはクレッチュマーであろう。彼の『体格と性格』(一九二一年)は精神病の三大単位性ばかりでなく、体格の三類型、性格(気質)の三類型、精神病質と精神病の三類型、そしてさらには、人類生命と世界とが相即する三様の原初的関係性をも見事に描き切ったと言える。

満田、安永、そして木村の三大内因性精神病論は、クレッチュマーとカール・クライスト一派の仕事によって随分と加速されたと思われる。ところが、「中心気質」あるいは「イントラ・フェストゥム」という事態がそのまま「(古来の)狂気」を意味し、「中心気質/イントラ・フェストゥム」(の量的な過剰)抜きには、いっさいの「狂気」が出現し得ないのであれば、この三人の独創的な精神病理学的思索は、ついには「単一精神病」学説への回帰を意味することになるのではないか？　内因性精神病においては、「非定型精神病一元論」、「中心気質一元論」あるいは「イントラ・フェストゥム一元論」が唯一の「狂気論」になるのではないか？　直下の生命から垂直に噴出してくる「中心気質」の動物性、歴史の流れを地下冥界から天空に向けて垂直に切り裂く「イントラ・フェストゥム」の瞬間性。安永と木村は、荒ぶる神が乱舞するような光景の直覚において、よく似ているのである。もちろん、これは満田が見出した「非定型精神病一元論」とも言うべきど真ん中の深淵性にも通底している。ここには、三者三様の単一精神病論が、意識されず宣明されずとも、連想可能な論として潜在している。

少年エミールの祝祭性という根っこ

ここまで考えてくると、クレペリン固有の精神医学体系への衝迫は、少年エミールが夢見たカント＝ラプラスの「星雲説」的直観がまったく異なった形で精神医学領域において反復されている熱中性の表現なのだと思われてならない。

この古典的な「星雲説」は、「太陽系は初め大きなガス星雲であって、それが自転しつつ冷えて収縮するにつれて、中央部は小さく固まり、残った周辺部はいくつかの土星の環のようなリングになり、それが固まって惑星をつくる」というものである。夢中になって宇宙生成を論じたエミールは、兄やその友人たちに嘲笑された思春期以降、「星雲説」について何も語らなくなったが、アモルフで熱量の大きい単一精神病論的な中核部が、時間とともに冷却していき、固体化して（個々の軌道を与えられて）個々の疾患単位の同心円になる、というロマンを壮年期以降のクレペリンは胸の「ど真ん中」に抱いていたのではないか？　クレペリン教授の「中心」には「腕白」少年エミールの「星雲」が息づいていたのではないか？

『精神医学教科書』の「版」を重ねつつ冷えて固まってゆく疾患単位の同心的な円軌道群が、『第八版』以降に分解、散乱し始め、突然（一九二〇年）に層次構造論的な灼熱の「星雲」状「症候群カオス」に、戻ってしまっている。この経緯を見ると、「星雲」の学説は、それと自覚されなくとも、クレペリンの世界観ないし宇宙観（動植物学者にして進化論者であった兄の影響を思えば、生命観とも言えよう）の原初的かつ「中心」的な光景を暗示しているのかも知れない。「星雲」のカオスと熱気は、そのまま、南洋熱帯の「自然生命」へととろけてゆき、これと一体化してしまう瞬間のクレペリン兄弟の情念と恍惚に通じると私は思う。

思春期（以前かもしれない）に兄とその友人たちグループから嘲笑され、傷つき、抑圧され忘却されてしまったエミールの、クレペリンの根本思想が、『第八版』以降に回帰してきたとするならば、それは、独自の、「星雲」としての精神病性症候群の渦巻き、あるいは「三大内因性精神病」が一体となって渦を巻くイメージに変貌して現れてくるだろう。安永と木村の挑戦は、クレペリンが夢見た「三大精神病」の立体的な層次構造の構成という「理念」（カント、ヤスパース）に向けられた終わりのない歩みなのだと思われる。特に木村の祝祭の時間論は、いっさいの図式化を峻拒して、「瞬間・永遠」に漂う。

『第八版』の瓦解を目の当たりにした初老のクレペリンにとって、ヤスパースが指摘した意味での

「理念」は、後述する「精神病の現象形態」（一九二〇年）なる論文の方向に、導きの星の如く瞬いていたのかも知れない。クレペリンの「理念」は、しかし、一度も、単純な単一精神病学説の方向にはぶれなかった。ひとりの科学少年の根幹に埋め込まれた混沌たる宿命とも言うべき「星雲」はそれほどに根深い原型だったと言うしかない。

3　ハイデルベルク創造高原に関する批判

「早発性痴呆・躁鬱性精神病・（全般性神経症の中の）癲癇ないし癲癇性精神病」という三本柱が確立された『第六版』（一八九九年）と『第七版』（一九〇四年）そして『第八版』第三巻（一九一三年）に秘められた威力は、当時、大きかったらしい。確かに今から一世紀まえのヨーロッパ精神医学界の雰囲気は想像しにくい。だが、クレペリンの「精神疾患三元性」を深くかつ創造的に受け止めえた代表的精神科医は、結果的にはクレッチュマーだったろう。他方、クレペリンの学説に対して批判、嫌悪、怒りを感じ表明した精神科医も少なくなかった。クライスト一派やホッへら症候群論者たちのクレペリン批判がまさしく鋭かったという状況は、クレペリンの「三大（内因性）精神病」論がいかに大胆で急進的かつ革新的であったか、ということを物語っていよう。

だが、三大精神病鼎立論は、強引過ぎて乱暴ですらあるから、クレペリン批判が起こったのだとも言えよう。ここでは、ハイデルベルクに現れた創造性がいかに危険であるか、危険とまでは言えなくとも、誤謬の可能性をいかに含んでいるのか、見てみたい。

さて、早発性痴呆と躁鬱性精神病の二元論、これに癲癇性精神病を加えた三元鼎立論へと進捗してくると、ヴィルヘルム・グリージンガー（一八一七―六八年）の死後約三〇年続いていた単一精神病学説（脳器質因性発生論と症状記述的細分化を内容とする）の平穏な時代は引き裂かれて、つぎつぎと新たな疾患単位が打ち建てられてゆく。革命が進行してゆくような動揺が医師たちのあいだに惹起された。オイゲン・ブロイラー（一八五七―一九三九年）ほどの大家であっても、躁鬱性精神病については教科書的なレベルで大人しくしており、癲癇性精神病については論じえなかった。フロイトは癲癇から神経症（ヒステリー）への通路を開拓したが、三元鼎立論への道には無関心であった。それゆえ、クライスト、クレッチュマーから満田と安永・木村へと至った道は、それぞれに異なった感性と思考に立脚しつつも、クレペリンの素朴な根本思想、三元鼎立構想を批判的に継承していく道であった。

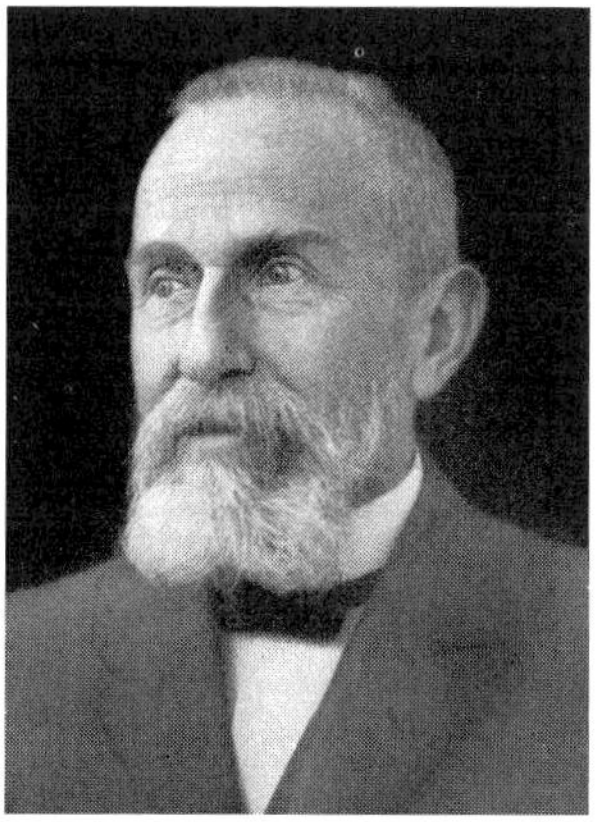
ブロイラー

だが、クレペリン自身は、この道を歩み続けることができなかった。この三元鼎立構想は、『第八版』（の第四巻）が完成した一九一五年頃に進行方向を見失ってしまったようだ。『第六版』（「躁鬱性精神病」独立）から『第七版』（「癲癇性精神病」独立）への跳躍、ここに無理があったのだろうか？　ともかく、クレペリンの「(三元鼎立構想という) 無理とその頓挫と沈黙」をさらに突破せんとしたのがわが国の俊才たちであった事実は誇りうることだ。

『第八版』とその崩壊のきざし

さて、一気に巨大化した『第八版』(一九〇九―一五年、総頁数は二〇七一)、そして、クレペリンの死後に弟子のランゲによって刊行された『第九版』(一九二七年、総頁数は二四二五)に至る営為は、その努力こそ多とするべきだが、体系の安定性と合理性、その革新性という点では、かなり急速に衰退したように見える。『第四版』・『第五版』・『第六版』・『第七版』という「ハイデルベルク高原」を最高高度として、ミュンヘンの雑務の中で、クレペリンの力は、急速に減衰してゆくプロセスに入ったとの印象は否定できない。

たとえば、肝腎の早発性痴呆の構成において、「破瓜型・緊張病型・妄想性痴呆型」と秩序正しく差異化されていた亜型分類が、この『第八版』に至って一〇の亜型に散乱してしまっている。詳しくは後述するが、この混乱と散乱は、明らかに『第六版』で敢行された躁鬱性精神病の強引な分離独立操作の反動、あるいは人工的に切り離されてしまった躁鬱性精神病の復讐なのである。換言すれば、『第八版』における体系崩壊のきざしは、クレペリンの学問的「超自我」たるカールバウムからの懲罰の結果であった。ちょうど同じころに若きヤスパースが指摘した通り、「命名」は「誤謬」の始まりだった。すなわち、クレペリンの苦悩は、じつは『第八版』において開始されたのではなく、『第六版』で既に生じていたのである。

なお、わが国では本郷の木村書店が『第八版』全部のリプリント版全四巻を独文で出してくれて私も購入したが、パラパラとめくり読みするのが精一杯で、全巻を読破することは手に負えなかった。この大著の翻訳を開始してくれたのは西丸四《にしまるし》方《ほう》たちで、一九八二年からのことであった。それでもドイツ語全四巻本の翻訳は容易でなく、その努力は一九一三年から一五年にかけての刊行箇所（早発性痴呆、パラフレニー、パラノイア、癲癇性精神病、躁鬱性精神病）までなされ、みすず書房から出された（西丸四方の周囲の若者たちの協力で『クレペリン精神医学 第八版』の邦訳、全六巻本がみすず書房から刊行され終わったのは一九九四年）。私自身もヘッカーの「破瓜病」論文とクレペリンの教科書の『第八版』の「早発性痴呆・臨床類型」の前半箇所（部分訳というべきもの）とを合わせて訳出して一九七八年に星和書店（ヘッカー&クレペリン 一九七八）から出したが、薄いものだったにもせよ、クレペリンの記述と分類には、ヘッカーのような若々しい勢いがなく、早発性痴呆の解体過程が始まっていて、まるで、暗雲が立ち込め始めたようであり、寂しかったのを憶えている。ともかく、西丸四方たちの大部の『第八版』翻訳への挑戦は世界的に見ても初めてであって、貴重である。

ここでは、『精神医学教科書 第六版』の「目次」（渡辺訳）を挙げておこう。いろいろと批判されるが、これはハイデルベルク高原の最高峰と見なされているのだから。

i　感染性精神病
ii　疲弊消耗性精神病
iii　中毒症

iv　甲状腺性精神病
v　早発性痴呆
vi　麻痺性痴呆
vii　脳疾患性精神病
viii　退行期精神病
ix　躁鬱性精神病
x　パラノイア
xi　全般性神経症（癲癇・ヒステリー）
xii　精神病質性状態（変質性精神病）
xiii　精神的発育制止

ジルボーグのクレペリン批判

クレペリンの『第六版』の基礎的構成は見事なものだが、余りにも見事過ぎて何かしら人工的とも言うべき違和感が生じてしまう。誠実にそれを指摘したのはロシアを離れて合衆国に渡っていたグレゴリー・ジルボーグ（一八九〇—一九五九年）という碩学である。

以下、必要に応じて、この医学史家兼精神分析家の文章を引用しつつ、その深い洞察に沿って、クレペリンの「体系」の特徴と彼の精神医学的思考特性、そして、それらに潜む問題点を検討してみたい。

それは冥想的な、しかし落着きのないロマン主義者の哲学的宿命論ではなく、天文学者や物理学者や化学者の平静な、計算された宿命論である。〔…〕自然現象というものはこれと喧嘩したり拒絶したりするわけにはいかないものだ。〔…〕

クレペリンは、彼の確信にもかかわらず、自分が現代的な意味における生物学よりもむしろ十八世紀の自然哲学のほうに近かった、ということを夢にも考えていなかった。（ジルボーグ　一九五八、三三一―三三二頁。訳文を一部変更）

クレペリンが『第六版』で創造した精神医学体系の過度の合理性と過度の明晰性（秩序性）に対するジルボーグの危惧の念はさらに深まってゆく。ジルボーグの内容豊かな文章は、われわれ現代の精神科医がクレペリン体系に安易に接すること、鵜呑みにすることの危うさをよく教えてくれていると思うゆえ、ジルボーグからの引用をもう少し続ける。

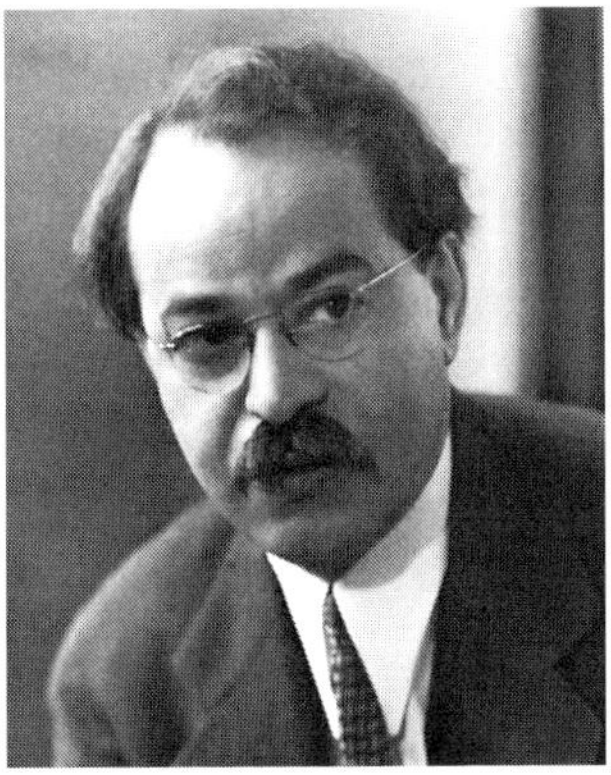

ジルボーグ

クレペリンの体系はその出現の時から或る種の人工的な特徴を示していた。それは体系的な完全性を維持するためにあまりにも多くのものを犠牲に供すべく余儀なくされたように見える。それは人間を諸器官の体系に還元し、精神病をあらかじめ運命づけられた経過の過程へと還元した。〔…〕クレペリンの体系の誕生は、人間がひとたび精神病になったらもはや彼から大したことは期待しないという態度の最終的な解答であった。〔…〕クレペリンの体系の明確さと明晰さそのものがその弱点の根源となったように思われる。なぜならばそれは人格に対する考慮を全く徹底的に排除したからである。（同前、三三七—三三八頁。訳文を一部変更）

ハイデルベルクの薫風の中で書かれた『第六版』であるにもかかわらず鋼鉄のように冷酷なクレペリンの精神医学の生硬さを、ジルボーグは指弾してゆく。これはおもに『第六版』に関連した論難だが、「人格」概念の切り捨てという傾向はすでに『コンペンディウム』以来、一貫して見られる。「体系的な完全性」を維持するために「人格への配慮」が犠牲になったこと、「体系」自体の「人工的な特徴（捏造）」が固執され持続したこと、「精神病患者治療への冷淡なニヒリズム」……。ジルボーグのクレペリン批判は鋭い。不可抗力の自然災害の跡地に呆然と立ち尽くすようなクレペリンの姿すらジルボーグには浮かんでいたようだ。

『第五版』と『第六版』の相違についてジルボーグは以下のように考える。この二つの「版」において、基本的枠組みは大きな変化を示していない。ただ、この『第六版』で「早発性痴呆」と「躁鬱性精神病」が二つにはっきりと分離されている点が注目される。これは画期的な一歩であると同時に、脆弱点の露呈でもあった、と。たとえば、ジルボーグは以下のように批判する。

明晰な詳細、よく整理された観察症例群、うまく描かれた曲線、及び完全に実証づけられた統計表等によれば、二つの主な精神病、もしくは二つの大きなグループの病気がある、という結論になった。すなわち早発性痴呆症と躁うつ性精神病である。〔…〕これらの記述の実際の詳細は実際には大して重要なものではない。大切なのは或る種の事実の設定に注意しておくことである。躁うつ性精神病はクレペリンの教科書の第六版（一八九九年）にこの名前で初めて記載されているが、この病気は一連の昂揚と抑うつの発作として循環性の経過をとり、患者はふつう発作と発作の間の時期に「回復」し、「正常」中間期を経過する。〔…〕躁うつ病は回復可能の精神病であるに反し、早発性痴呆はかならず精神荒廃、すなわち固有の痴呆へと導く。（同前、三三三頁。強調および原語表記は省略）

「明晰な詳細、記述の実際」は「大して重要なものではない」とのジルボーグの表現からは、精神病の「経過特性と予後特性」に見られる「事実の設定」だけが唯一決定的なのだとするクレペリンの強引な断定に対するジルボーグの不満が伝わってくる。つまり「精神病二分法」という原理の提示こそが、人為（的な予後設定）ゆえの脆さを含んでいて厄介なのだと批判される。

他の箇所でも幾度か述べたことを敢えて繰り返す。この『第六版』が刊行され「早発性痴呆」と並んで「躁鬱性精神病」が公然と「教科書化」されたとき、一八九九年四月一五日、カールバウムは七〇歳と四ヵ月の生涯を閉じていた。この事情からすると、精神分析的な解釈を言い募るつもりはないが、「超自我」的なカールバウムの死がクレペリンの感性と思考を解放し、「躁鬱性精神病」の分離独立と「精神病二分法」の公言を容易にしたのかも知れない。フロイトならば、ここにクレペリンの象徴的「原父殺害」のモチーフを見て取るだろう。カールバウムは循環性精神病（躁鬱性精神病）と破瓜・緊張病（狭義の早発性痴呆）を鑑別診断的ないし疾病論的に峻別していいのか否か、判らない症例が多いということに最晩年まで迷っていたが、結局は、分離し得なかったのである。

カールバウムとヘッカーの素朴現象主義（おおらかな臨床）

生硬な秩序と治療上のニヒリズムにクレペリンが直面した今、改めて、破瓜病と緊張病の定義とも言うべき、ヘッカーとカールバウムの印象的な、つまりは、明晰に二元化し得ない悩ましい文章を想起していいだろう。

まず、一八七一年に出版されたヘッカーの「破瓜病」論文の一節。

すでにメランコリーとマニーという第一段階において急速に進行する精神荒廃のきざしが認められるのである。精神的崩壊は、疾患の開始とほとんど軌を一にして始まる。〔…〕破瓜病は精神障害のひとつの特別な形態であり、やはり変遷する諸状態型を示す。しかも破瓜病は思春期の年齢にひきつづいて発生し、この時期に起こる身体および精神の発達の激変と緊密な関係をもつの

である。（ヘッカー&クレペリン 一九七八、二頁）

ヘッカーの破瓜病がいかに重篤であるか、一読して理解できる。ここで「変遷する諸状態型」とされているのは「メランコリー（鬱）、マニー（躁）、錯乱、精神荒廃」のことで、字義的にはカールバウムの緊張病における「変遷」と同じであるが、破瓜病における一貫したバカバカしさ（Albernheit）の印象と緊張病における一貫した熱情的恍惚（pathetische Ekstase）の状態のコントラストは明白である。破瓜病の嵐のような精神荒廃の進行は、しかし、緊張病の経過の多彩性（軽症例も治癒例も少なくない反面、死亡する例もある）と較べると激烈かつ重篤である。私の半世紀弱の臨床経験を回想すれば、ヘッカーの破瓜病に匹敵する深刻かつ破局的な経過をとった病者（少年と少女）は十指に満たないくらいである。

つぎに、カールバウムの緊張病の輪郭を見てみよう。

緊張病は循環性に変遷する経過をたどる大脳疾患である。これは精神的な症状として、メランコリー、マニー、昏迷、錯乱そして最終的な精神荒廃という一連の病像を順次呈するが、その際、精神病像全体のなかでひとつ、あるいはいくつかの病像が欠けることもある。そして、本疾患においては、精神的な諸症状と並んで、痙攣という一般的な特性を伴った運動性神経系における諸事象が本質的な症状として出現してくる。（カールバウム 一九七九、一五三頁）

「循環性に変遷する経過」は破瓜病と同じだが、常識はずれの「腕白騒ぎとお転婆騒ぎ」を繰り返す破瓜病者と違って、緊張病者は、神秘的恍惚の中で、昏迷と痙攣（ヒステリー性発作、癲癇性発作を含む）を繰り返す。

メランコリーにおけるふざけたような感じは破瓜病に多く、神秘的雰囲気は緊張病に多い。狂躁憤怒発作は破瓜病のマニーにやや多く、熱情的興奮状態は緊張病のマニーに多いようである。このように気分変動の詳細は多彩だが、「メランコリーとマニー」以外の新たな症状名が必要になるほどではない。

カールバウムとヘッカーの言う「メランコリー」や「マニー」は、厳密な現象学的存在論に忠実なら、二〇世紀以降の躁鬱病のそれとは異なるとも言いたくなるが、これは哲学的拘泥というべきであろう。ゲルリッツの二人が見た「メランコリー・マニー」は現象として「躁鬱性精神病」に等しいと見るほうが賢明だ。「破瓜病」と「緊張病」（＝狭義の早発性痴呆）から「メランコリー・マニー」を切り取って、別の疾患単位領域を分離し独立させようとするクレペリンの操作は、人為的に過ぎ、また乱暴に過ぎたことだったのか？

答えは出ないが、破瓜病と緊張病を、その経過の途中で分断するようなクレペリンの所業が乱暴だったろうとの反省は、先駆者たちの仕事を精神医学史の中で冷静に眺める意義を暗示していよう。

クレペリンの二人の先行者の方法は、素朴であるが「人格（個性）」を尊重し、哲学回避は徹底している。ゲルリッツの「臨床的方法」は、クレペリンと異なっていて、自然哲学や天文学さらには化学法則や宿命論的なニヒリズムとは縁がなく、おおらかである。つまりゲルリッツのフェノメナリズムは、疾患単位学説に向かいつつも、生きている単一精神病学説にとどまってもよい、不自然な無理はしない……というゆとりをもっていた。

ネオ・クレペリニアンの過度の合理性志向

なお、「痙攣という一般的な特性」（カールバウム）は、「癲癇性・緊張病性・ヒステリー性」不随意運動（ヒステロエピレプシー現象の総体）を含意していると考えてよい。このように考えると、カールバウムの視界は、クレペリンのそれよりも遥かに広大だったのではないか？　無秩序で太古的・蒼古的（唯物論科学以前的）な世界にとどまっていたのではないか？　合理性に乏しい臨床経験の深遠なる世界に到達していたのではないか？と思われる。

私の個人的な告白になるが、日々の臨床の実務的多忙の現場を離れて人間として一人になって、もの思いにふけっていると、ふと、二〇世紀前半以降、われわれは「クレペリン・パラダイムの洗脳力」に隷属したまま二一世紀に至り来てしまったのだろうか、という幻想めいた危惧の念が浮かんでくる。

以下に引用するのは、碩学ジルボーグによるクレペリンに関するまとめである。

クレペリン体系の最もはっきりした特徴は予後を定めんとする態度にあり、これは診断に密接に関係するものであった。このようにヒポクラテスの予後の原理〔予後によって診断すること〕が、極めてふしぎな装いの下に精神医学の中に入って来たわけである。人はいわば予後によって診断したわけで、その予後が最後に正しいということになれば診断も正しい、と考えられた。これは一般医学の重要かつ確実なる原理からは離れたものである。或る病気が或る特定の結末を見るからといって、だからそれがある特定の病気であるとはいえない。クレペリン自身は医学原理からのこの奇妙な逸脱に気づかなかったらしいし、そこにしみこんでいる宿命論が、さもなくともかなり不安定な、そして決して十分深くない精神病の合理的な治療に対する関心を、なお一層弱めたのを予見しなかったらしい。（ジルボーグ 一九五八、三三三頁。訳文を一部変更）

ジルボーグによれば、クレペリンは遅々とした歩みをとる「伝統継承」の人であった。と同時にクレペリンは「余りに急進的」な体系構成化の人でもあった。ジルボーグが見出したこの矛盾は印象的である。保守性と革新性の同居、ここにクレペリンの精神医学の個性があると言っていい。クレペリンは、一貫して法則定立的な学者でもあった。にもかかわらず、人間にまつわる学問において、一貫して法則定立的であることなど事実上不可能であるのを知っていたから、その体系性と包括性、秩序性について、クレペリンは、新奇なオリジナリティを誇らなかった。保守・受動性と革新・能動性の同居という自己の矛盾を恐らくは知っていたクレペリンは、自分のかなり無理な意見を誇るほど傲慢不遜にはなれなかったのだろう。

一時期は友人でもあったオイゲン・ブロイラーの「精神分裂病群」概念の提言（一九一一年）によって自身の仕事の中枢部分が初めて世界に拡散したわけだが、ここでもクレペリンは、自身の体系のオリジナリティを自慢するようなことはしなかった。

精神病を内因性・外因性としたパウル・ユリウス・メービウス（一八五三―一九〇七年）、治癒してしまう早発性痴呆例を示したウラジーミル・セルブスキー（一八五八―一九一七年）、パラノイアの周期的気分変動を明示して躁鬱性精神病との異同を問うたエマニュエル・メンデル（一八三九―一九〇七年）、カタトニーにおける周期的気分変動を明記したカールバウム等々、反対論をも含めて、クレペリンに先行する研究者は多く、クレペリンもまた、賛同されるにせよ批判されるにせよ、さしたる論争もせずに、これらを静かに受容した。精神医学界におけるクレペリンは、議論に際しての寡黙と受動性によって特徴づけられる。それゆえ、疾患単位探求を「幽霊探し」だと否定して症候群論を展開したホッヘに対する「研究の鬼」の応接は、疾患単位学説から症候群学説へという思い切った転身を見せた点で、クレペリンにはひどく珍しいものであった。一九二〇年の論文「精神病の現象形態」ではホッへからの論難を素直に受け入れたクレペリンの比較的に積極的な心境変化がよく見える。

ジルボーグの言う通り、クレペリンという存在に多くの「(歴史上の) 医師たちの努力が自然に収束しただけ」であるとクレペリンは自認していたようだ。

すなわち『精神医学教科書』(特に『第四版』刊行から『第七版』を経て『第九版』を擱筆（死去）するまで) が続々と刊行された時代以降を「クレペリン時代」と呼称し、この時代を「体系化の時代」として年代記的に区画することは不可能なのだ、クレペリンはひどく受動的で謙虚な学者でもあったのだ、とジルボーグは推定している。

しかし、批判的な検証がいかに正当なものであろうとも、「ハイデルベルク高原」とも呼ばれるべきクレペリンの創造性の持続的高揚期は確かにあったと私は思う。そしてこの「高原」の精神高揚と危機のキーワードは「三大（内因性）精神病」の構造化の試みとその頓挫であったろう。明瞭な解答は出されなかったが、この試みこそクレペリンの夢への挑戦ではなかったかと私は考えている。

ジルボーグは、クレペリンの思考を批判的に眺めつつ、結局、「天文学的ないし生物学的法則性（運命性・宿命性・必然性・因果性）の追求は間違っている」、「人格に対する考慮を適宜適切になすべきだ」という中庸の見識に落ち着く。要するに、過度に幾何学的・天文学的・物理的（唯物論的）な方法も、過度に形而上性を帯びる哲学も、双方とも受け付けないのが、ジルボーグという学者の特徴である。人格ないし全心身状況を顧慮しないで、「人工的」に「惑星の軌道」を計測確定せんとするクレペリンの精神医学、「予後」が一切の運行を決定するような、予後を左右しかねないような治療に冷淡な、ノン・ヒューマンな精神医学に対する不満と不快をジルボーグは隠さない。

精神医学は「天文学」ではないという言い回しはジルボーグの好むところだが、私は、ふと、少年期のクレペリンがカント＝ラプラスの「星雲説」に夢中になったエピソードを想起してしまう。実証こそできないが、ジルボーグもまたクレペリンに「天文学」的科学少年の雰囲気を感知していたのかも知れない。具体的には、早発性痴呆と躁鬱性精神病の二分割法が好例。しかし、ここには人工的に制作された秩序を欲する〈発明〉欲望こそあるが、真に〈発見〉的になりうる天体布置の美しさへの希求はないのである。

科学の合理性は善悪や快不快と縁がない。だが、物質科学でもって全存在を染め上げてしまうと、

「人格」も「自然」も「大宇宙」も、ことごとく「死の欲動」（フロイト）の支配下に置かれて無機物化するしかないだろう。現在、精神医学はDSMとかICDのコントロールのもとで、合理的なネオ・クレペリニアンと一括されがちであり、意図せずして冷淡な臨床が行われている。現在の精神科臨床特有の名状しがたい無機的な雰囲気（コンピュータ画面に薬物名を捜すが相手の顔すら見ない精神科医に対する患者側の不快感を私は随分と聴かされた）は、過度に合理性を欲した人間クレペリンの根深いニヒリズムに淵源を有しているのかも知れない。

4　南洋熱帯旅行（一九〇三―〇四年）、クレペリンの大いなる祝祭性

先にクレペリンの意外な「中心気質・祝祭」的側面、「エス」に「自我」が呑み込まれる発作的事態（絵画芸術や庭の手入れへの没頭など）を述べたが、以下、この気質傾向の絶頂ともいうべき熱帯南洋体験に焦点を絞ってゆく。

一九〇二年秋、この頃から『第七版』の準備にとりかかり、また、植物学、動物学と進化論の専門家である兄カールと一緒に南洋旅行をする計画を立て始めた。ちょうどその頃、グッデンの系譜にあるということで招聘を受けてハイデルベルク大学からミュンヘン大学に移籍することが本決まりとなり、比較文化精神医学の研究と称して、かねてから計画していた南洋ジャワ島（現在インドネシア）への船旅を（四ヵ月間の研究を兼ねた休暇をとって）実行に移す計画を立てたのである。豊かな学問が

みのり続ける美しいハイデルベルクと膨大な実務が待ち受けているミュンヘン、北方の文明国ドイツと南洋と密林のジャワ、「二大精神病」と「三大精神病」の葛藤、疾患単位学説と症候群学説の対峙……いろいろなコントラストの中で、クレペリンの心境は単純ではなかった。四七歳になったクレペリンには、人生に一つの区切りをつけたい気持ちと未知の世界への憧れが生じていたに相違ない。

たしかに、ミュンヘンの街と大学は、いまは亡きグッデン先生の思い出も重なって、懐かしくはあったが、大規模な精神医学教室の改革と新築、研究所の建設などの実務に伴う負担増加を考えて重苦しい気分になり、ハイデルベルクの素敵なわが家と庭園、愛すべき大学が与えてくれる静かで美しい日々の魅力は離れがたいものであった。結局、いろいろと悩んでいるうちに、グッデンの後任教授ブムが腹部疾患で急に亡くなって、一九〇三年六月にミュンヘンから招聘決定の通知が届いてしまった。それゆえ、南洋熱帯への旅行計画は、心境と生活にはっきりと区切りをつける重い意味を持ち始めた。

冷徹な法則定立科学者、天文学のように正確な精神現象秩序を志向するクレペリンは、間もなく到来することになる「南方へ」の旅において、熱い、心もからだも太陽光線と熱風に融けてしまうような生命性を自身の内に秘めていた実情を、はっきりと感じることになる。もっとも、穏やかな中心気質性・祝祭性を帯びた短いエピソードには既に触れてきた（第I章第6節）。しかし、この南洋旅行はクレペリンに人間そして生命と大自然のなまなましい融合という現実を教えた、という意味でたいへん重要であった。彼自身そう感じていた。そういう印象的な内省の文章が残されている（後述）。

学問的な問題意識は、第一に、南洋熱帯地方に発生する進行麻痺についての確実な観察結果の収集（非ヨーロッパ世界には梅毒疾患こそ多いが進行麻痺が少ない、という研究報告を信じ切れなかったから）、第二に、早発性痴呆が異人種、ヨーロッパと異なる環境下、異なる風土のもとでも発生するか否か、そして、第三に、民族特性が精神病の個々の病像とその発生頻度に反映されているか否か、というものであった。

ジャワの精神病院から発信された明快なドイツ語の報告を読み、ヨーロッパ的な状況が支配しているジャワの病院でなら自分の計画の実現可能性があると知り、当局に比較文化精神医学の研究テーマを申し出て、ミュンヘン大学から旅行に対する理解と許可を得た。

灼熱の祝祭性という心身「弛緩」の体験

そして、ミュンヘンに転居して二ヵ月ちょっとの一九〇三年一二月二三日、兄と二人で南洋熱帯旅行に出発。セイロン（今のスリランカ）、南インド、シンガポール、ジャワを廻って、翌一九〇四年四月末に帰国する約四ヵ月の旅に出発した（兄カールは五五歳、エミールは四七歳の時のことであった）。一九〇三年一二月に校正を半ば進めていた『精神医学教科書 第七版』は翌一九〇四年に出版の予定であった。出発前のミュンヘンの日々は、ひどく慌ただしかった。

この四ヵ月の旅行の印象は以下のような文章にまとめられている。

私が手紙の中で詳細に描写したこの旅行が、私にとって何を意味するかは、容易に言葉に尽すことができない。これはまず、完全な緊張解除であり、最近はしばしば耐え難いくらいになっている義務からの解放であった。甲板の椅子の上に体をのばしてまどろみながら、ゆるやかに上下する青い海を見やった時に感じた最初のことは、気持の良い休息の感情、何もせず何も考えなくてよいという、限りなく満足した意識であった。それに、いたるところにつきまとって私の意志を束縛する無数のしがらみからの、完全な解放の喜ばしい気分が加わっていた。私は志を懐いて初めて世に出た少年のように、生き生きとして、冒険心に満ち満ちている自分を感じた。〔…〕この旅行の時ほど完全な幸福を感じたことはなかった。体の調子はずっとこの上なく良かったし、南洋の気候に馴れることも私には少しも苦にならなかった。毎日いや毎時間が尽きることのない新しい印象に満たされ、日常生活の灰色の単調さから解放されて、喜びの恍惚にひたり、この美しい世界を心行くまで味わうことのできる帰結に至った決断を、何度も讃美したのであった。（高野 一九八四、一六三頁。高野良英の論文「クレペリンと早発性痴呆論」から高野による訳文を抜粋し一部を変更した）

クレペリンがこれほどに、とろけるような南方生命の感受性をもち、その快感を柔軟かつ平易できれいな文章にしていることはじつに意外であった。あのクレペリンが官能的なまでの祝祭性に酔っているのだ。生きていること自体を伸び伸びと歓ぶ夢想的な自然児、少年エミールが舞い戻ってきたかのようだ。この文章と比較すると、彼が折に触れて書き残した自称「詩」はまさに緊張した北国の冬の灰色の氷片であって、私個人の感性からすると、とても同一人物の作とは思えない。南洋熱帯はクレペリンの硬い脳髄すらゆるめてしまう。クレペリンはこの旅行の約一〇年後の『第八版』（一九一三年刊行の第三巻）に至って、早発性痴呆の基本障害は「意志（＝生きられる自然）の障害（Willensstörung）」であると明言し始めるようになる。さらに『第八版』（第四巻、一九一五年）完成の五年後の論文「精神病の現象形態」（一九二〇年）に至ると、クレペリンは、早発性痴呆の典型を「分裂性表現型（＝緊張病性症候群）」と言い換えて、その最重要症状は「蠟屈症《ろうくつしょう》、カタレプシー、命令自動症」などであると明言するようになる。「意志行為障害＝自然の勢いの減弱または撞着（蠟の如き緊張）」と弛緩をおのれの身で実感するにあたって、南洋熱帯体験は決定的であったと思われる。既述したように、南洋の大海原と熱帯の大自然の強烈な印象において、クレペリンは、「生きられる自然（belebte Natur）」あるいは「自然の意志（Wille der Natur）」という出来事を全身全霊でもって受容し理解した。これは、クレペリンにとって、心理学や精神疾患問題を遥かに超えて、人間的自然の特性全体にまで、広く深く拡散し浸透する教えであった。

　南洋熱帯の旅行のさなかに、クレペリンは自身の内奥中心に潜在していた「中心気質」（安永浩）の自由奔放を、狂喜乱舞するエミール少年を、生命直接性を意味する「祝祭性」（木村敏）の愉悦を、全身で感じていた。心理学的な概念としての「意志」ではなく、生命の奔流あるいは自然動物の柔軟な衝動としての「意志」がこの旅行でなまなましくも実感された。それゆえ、クレペリンが、この旅が終わってから一〇年後の『第八版』で慎重に語り始めた「意志の障害」という早発性痴呆の「基本障害」は、生命的生成の阻害ないし停止、自然動物性の欲動の消去とでも言うべき哲学的な次元に達していた。「意志」、「自然」などの概念水準は、フロイトの「メタサイコロジー」の概念次元

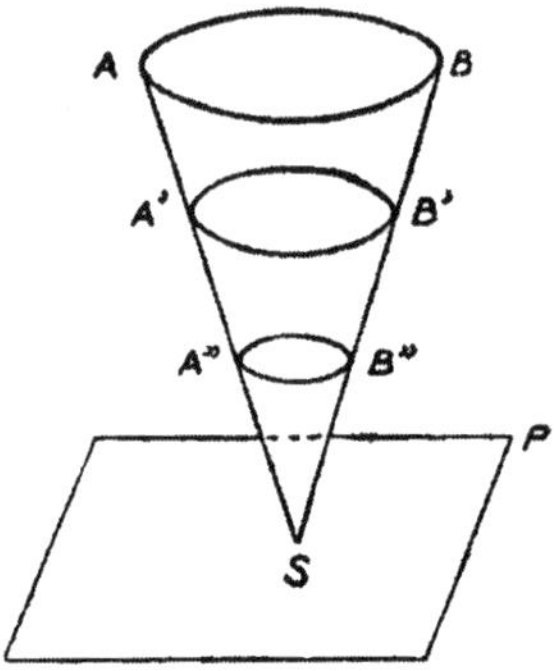

ベルクソンの倒立円錐体モデル

（「エス」の次元）にまで深化してしまったと言ってもいい。

このように概念化された「意志の障害」は基本的に「現実との生ける接触の喪失」（ウジェーヌ・ミンコフスキー、一九二七年）という深い次元にまで肉薄している。

人間学的な「南方」と類癲癇性

クレペリン兄弟とほぼ同世代のフィンセント・ファン・ゴッホ（一八五三年生）、アルチュール・ランボー（一八五四年生）、ポール・ゴーギャン（一八四八年生）らの「南方憧憬・南方体験」が連想されるような深い放蕩体験があったのだろう。この旅でのクレペリンは、心身とも「弛緩」し、完全なる「緊張緩和」を得て、まるで、アンリ・ベルクソンの『物質と記憶』（一八九六年）における有名な図式、倒立円錐体の上方底辺にゆったりと、しなやかに漂っているかのようだ。

なおここで付記するが、エミールと一緒に旅行した兄のカール・クレペリン（一八四八―一九一五年）はこの当時ハンブルク博物館の館員（のちに館長）で、サソリ、ムカデ、クモなど節足動物の研究で国際的にも知られていたというから、兄は兄で、インドからジャワにかけて、胸躍る熱帯の日々だったことであろう。

ニーチェの地中海体験やフロイトのイタリア旅行もよく似た至福の弛緩を生み出したが、フロイトのイタリア紀行は彼のルネサンス観を巻き込んでいて独特に魅惑的である。むかしのゲーテの『イタリア紀行』もまったくそうであった。北欧からドイツ語圏にかけての人間、また広く言えばヨーロッパ人は、みな地中海に、アフリカ・インド・東洋の彼方に、生命自体の故郷を探し求める感性を、そして本能的な憧憬をもっているようだ。

比較文化精神医学的研究成果に戻ると、ジャワのアンシュタルト（精神科病院）の現地住民には梅毒患者が多いにもかかわらず、進行麻痺例が極めて少ない。早発性痴呆の有病率はドイツにおけるよりも高いくらいであったことなどが見いだされた。また、現地住民には、著明な鬱状態と自殺傾向がまったく見られず、ドイツでは不可欠とされていた（自殺防止のための）監視設備は不要であった、また、ジャワの早発性痴呆の場合、幻聴が重要な役割を果たしておらず、妄想形成も少なかった。ジャワの臨床知見は大切だったろう。だが、もっと大事なこと、祝祭性・中心性という生命直接性の体験が人間クレペリン自身の内奥において起こっていたのである。

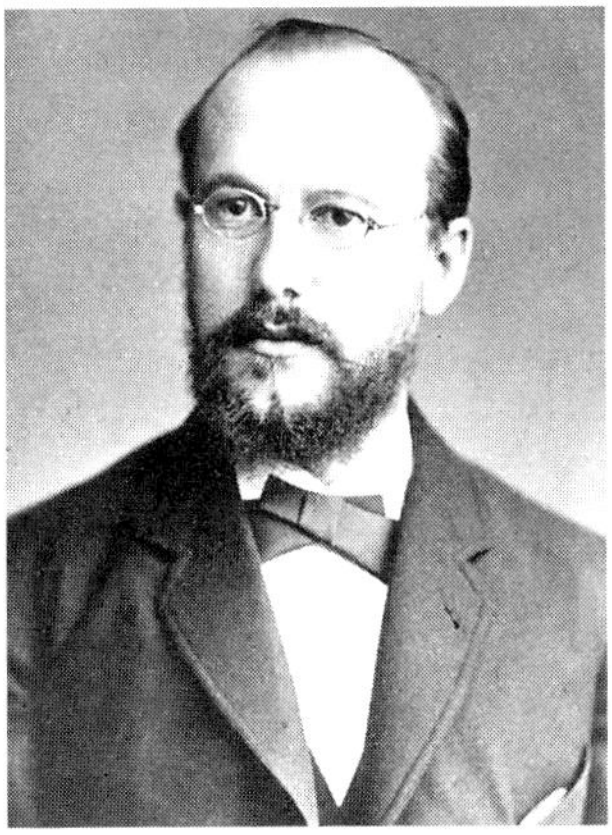
カール・クレペリン

じっさい、クレペリンの南洋熱帯における自己本性の発見（「中心性」想起と言うべきか？）は貴重であった。すなわち、南洋熱帯放蕩体験の官能性は、その「完全な緊張解除」のゆえに、人間内奥の生命性の噴出たる〝癲癇性精神病・緊張病・ヒステリー〟の発作性特質を、クレペリンほどに冷徹な人間にも誘発したのであろう。これは私の勝手な感想ではない。南洋熱帯旅行を終えてから約一五年を経て書かれた「精神病の現象形態」論文（一九二〇年）では、「（太古時代以来の）既成装置」の露呈をめぐって、「（浅い侵襲で露呈し表現されてくる）ヒステリー性現象、（中等度の侵襲で露呈してくる）分裂性（緊張性）表現型、（さらに深いダメージにおいて噴出する）癲癇性表現型」、この三つの典型的発作性（痙攣性）症候群あるいはエクイヴァレンス（代理症状）が列挙されている。この単独論文は、『第八版』に至ってクレペリンの体系が解体の危機に瀕したときに現れてきてくれた自己救済のための思考産物だった。やはり「癲癇」は重要なのだ……と。

しかし、クレペリン兄弟の夢のような旅行が終わってから一二〇年後の今日、比較民俗学的・文化的精神医学はさしたる成果もあげないまま停滞している。文明化＝グローバリズムの際限なき展開と地上現象全般に拡散してしまったノッペラボウ（唯物性）の均質平板化の影響は大きいだろう。また、熱帯／亜熱帯／温帯／亜寒帯／寒帯という多様性、湿度の差異、サハラとジャングルなど風土のくっきりとした差異が精神医学者には無視されつつあり、経済的な貧富の差も、知られてはいるにせよ、関心の外に排除されている。京都の梅棹忠夫の『文明の生態史観』（一九六七年）の観点がかなり包括的な比較文化精神医学の基礎モデルとなるかも知れない。しかし、梅棹生態史観と精神医学の関係はまだ成熟していない。

繰り返しを若干含むが、クレペリンの思索と感性は〝ハイデルベルク高原〟における硬い疾患単位学説の体系の完成から「南洋熱帯旅行」を転機とした（硬化し過ぎた）体系の柔軟化・弛緩化を経て、『第八版』のカオス的巨大化へ、そして（層次構造論的な）症候群学説への断固たる転身へという歩みを示している。クレペリンの「南方祝祭性体験」は、「疾患単位学説・症候群学説・スペクトラム説・単一精神病学説」という精神医学固有の認識論上の円環が閉じるための転機でもあったのかも知れない。未完成ではあったが……。

5　パラノイア問題

つぎに、いつまでも謎に満ちている「パラノイア問題」に少しだけ触れておく。

クレペリン晩年の弟子として入局し、のちにミュンヘン大学教授を務めたクルト・コッレは、内村祐之とともに、すでに幾度か登場しているが、ブルクヘルツリ（チューリヒ大学付属精神病院）のオイゲン・ブロイラーに招かれて行った特別講演において以下のように語っている。

ウェルニッケ〔一八四八―一九〇五年〕は、その著〝精神医学提要〟〔一八八一―一八三年〕の第二版〔一九〇六年〕の中でも、クレペリンの説を非常に稀にしか引き合いに出してはおりません（その当時すでに、クレペリンの教科書は第七版が出ており、この本には、一八八三年の初版〔コンペンディウム〕以来すでに〝偏執狂ないし原発性偏執狂 primäre Verrücktheit〟なる一章がつねに見い出され、一八九三年以来は、そこに〝パラノイア〟という病名が追加されています）。要するにクレペリン

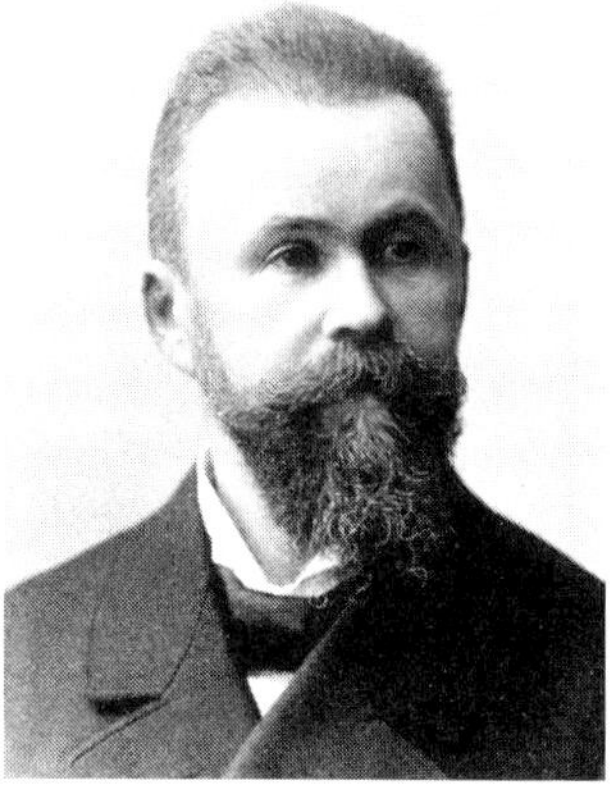

ウェルニッケ

は、パラノイアという独自の疾患（内因精神病に属する疾患あるいは、それに近接した疾患として）を次第に考えだしていたのです〔…〕。私がクレペリンの症例を後から調査したところによると、けっきょく彼の約三万名の患者のうち一九名が、彼のいう厳密な概念（〝思考・意欲・行為の明晰さや秩序が完全に保たれているように見えるのに、持続的かつ確固不動の妄想体系が、内的原因から生じて潜行性に発展するもの〟）に該当していることが分かりました。（コッレ 一九六五、一〇三―一〇四頁。一部訳文を変更し、原語表記を省略した）

ウェルニッケの精神医学が神経学的、神経心理学的傾向を強く持ち、それゆえ妄想問題に苦慮するクレペリンの臨床体系に余り興味を示し得なかったのはよく分かる。ウェルニッケにとって（ほとんど実在しないとされる）パラノイアの問題は収穫の乏しい問いであったろう。

だが、ウェルニッケの弟子に、パラノイア研究で輝くローベルト・ガウプ（一八七〇―一九五三年）やアメンチア（幻覚・夢幻・錯乱を伴う意識障害）的な外因反応型を見出したカール・ボンヘッファーがいたこと、この二人が友人同士であったことは史実である。ガウプは、大量殺人を犯した教頭ヴァーグナーに「パラノイア」という診断を下したことで有名になった人で、パラノイア問題に憑か

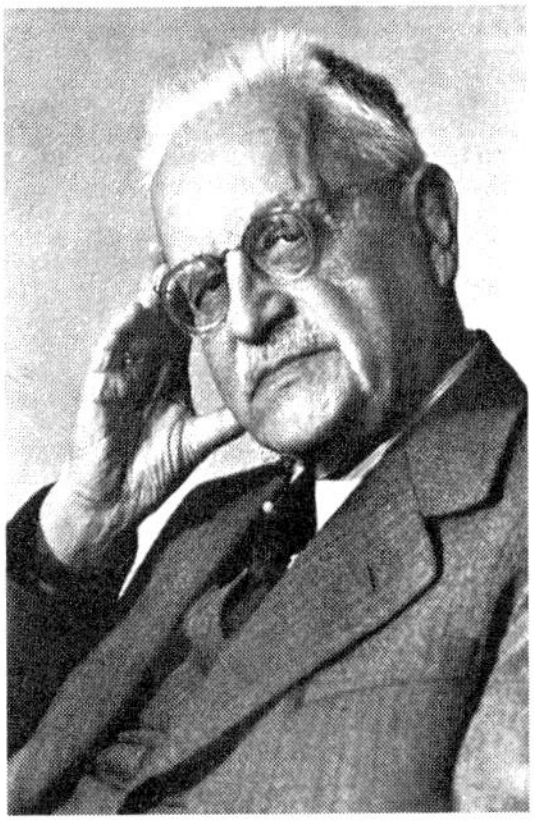

ガウプ

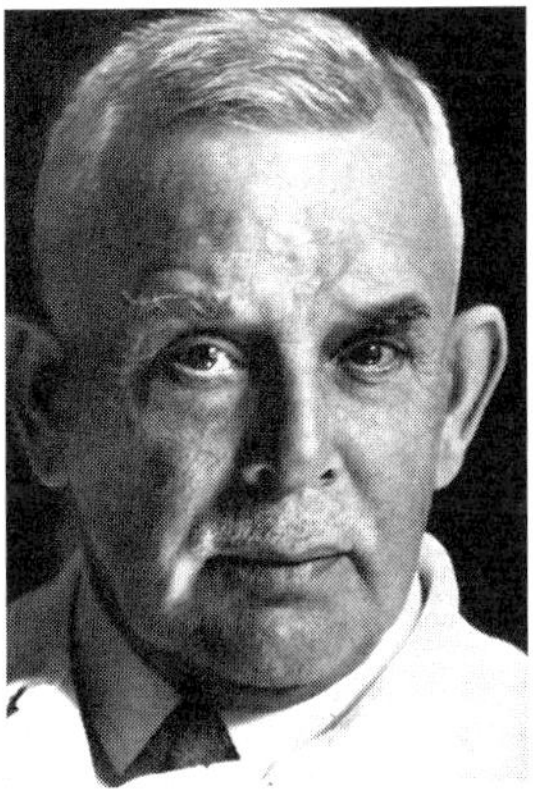

ボンヘッファー

れたクレペリンの優れた共同研究者になった。クレペリンは後年ガウプを自分の後継としてミュンヘン大学に招こうとしたが、ガウプの政治的自由主義思想ゆえにバイエルン政府と大学から拒否されて、オスワルド・ブムケ（一八七七—一九五〇年）が後任教授になったことはよく知られた経緯である。しかし見方を変えるなら、ミュンヘン大学は、ガウプを拒否したことで、ガウプを慕いつつ、後年になって「敏感関係妄想」の提唱者ともなる俊才クレッチュマーとも縁が切れてしまい、パラノイア研究の一大中心地になる栄光をテューービンゲン大学に譲ってしまったわけだ。

また、壮年期のクレペリンにとって、破瓜・緊張病（狭義の早発性痴呆）は、妄想性痴呆を間に挟んで、パラノイアと奇妙に関連し合うものであった。症例シュレーバーもそうであるが、いわゆる「パラノイア問題」は、フロイトによってもクレペリンによっても、重要視されていた。最近ではICD-10（一九九二年）で「妄想性障害」という項目が設定され、この問題はまるで解決したかのように思われているが、これは問題の隠蔽でしかない。破瓜・緊張病とパラノイアを両極端として真ん中に位置する妄想性痴呆の問題はフロイトのみならずクレペリンをも悩ませていた。この意味で、三万人の患者のカルテを精査したコッレの執念深い努力は大切なのである。コッレは「パラノイア問題」の重要性を痛感していたから、かくも愚直な研究にのめり込んだのであろう。ヤスパースの盟友であったハンス・グルーレも、クレペリンが妄想性痴呆とパラノイアの関係如何という問題について悪戦苦闘していたのを身近で見ていて、その様子を回想している。

クレペリンにとってパラノイアは、カント＝ヤスパースのいう「理念」のようには到達不能ではないにせよ、ほぼ無限に遠い「約束の地」であったようだ。オイゲン・ブロイラーは、クレペリンと似て、パラノイアに臨床的特殊位置を与えることに拘泥していたが、結局は「パラノイアというのは差し当たり一つの症候群概念」であるとの考えに至った。

今後も〝人間はなぜ妄想するのか？〟という問いは続くことだろう。

なお、この頃は以下のような出来事が西欧精神医学界に起こっていた。クレペリンの境涯と無縁ではないので解説なしに列挙しておく。必要なのは、われわれの歴史的な想像力と遠近法的視力そして自由連想だけである。

一九〇五年、ウェルニッケ轢死、享年五七。一九〇八―一〇年、ボンヘッファー「外因反応型」の重要論文発表と概念確立。一九〇九年、ヘッカー死去、享年六五。一九一〇年、ヤスパース「嫉妬妄想――「人格の発展」か「病的過程」かの問題への寄与」公表。一九一一年、オイゲン・ブロイラー

『早発性痴呆あるいは精神分裂病群』刊行。同年、フロイト「自伝的に記述されたパラノイア（妄想性痴呆）の一症例に関する精神分析的考察」（シュレーバー論文）公表。さらに同年、J・H・ジャクソン、ロンドンで死去、享年七六。一九一三年、クレペリン『第八版』第三巻刊行。同年、ヤスパース『精神病理学総論』初版刊行。また同年、テュービンゲン近郊で教頭ヴァーグナーの大量殺人事件発生（ガウプが精神鑑定医となった）、などが挙げられる。

なお、クレペリンの「精神病の現象形態」論文（第Ⅳ章第1節）の骨格がジャクソンの層次構造論（高次神経機能の脱落と低次神経機能の露出との絡み合いを病像構成原理とする）と酷似している事実はすぐに気づかれる。しかし、内村祐之も指摘するように、クレペリンは、「ジャクソン癲癇」（『第八版』にて言及）までは知っていたが、ジャクソンの思想（ジャクソニズム）を、深いところまでは知らなかったものと思われる（クレペリンは引用したり参考にしたりした文献を克明に記す癖がある。だがジャクソンの基本思想に関する論文の参照はまったくない）。むしろ、一九世紀末から二〇世紀初頭にかけてのダーウィニズムは、学問界と世間全般を支配した大きな風潮であり、ハーバート・スペンサー（一八二〇—一九〇三年）の社会的ダーウィニズムにまで至っていて、社会の進化論すら話題にされていたから、個々の医学的病像構成論などの特殊問題には限定できないのが実情であった。見方を変えるならクレペリンは天文学的進化論とも言うべき「星雲説」に没頭してしまった思春期から一貫してジャクソン的な世界観に馴染んでいたと考えるべきなのである。

フロイトのクレペリン評価

ところで、先に記したシュレーバー分析論文の一節でフロイトは、同年齢のクレペリンの早発性痴呆論に言及している。この時点で、『精神医学教科書』は『第七版』が刊行されていて、『第八版』の第一巻と第二巻まで完成していた。クレペリンが（広義の）早発性痴呆の典型として緊張病型を重視し、妄想問題について多くを語らなかった（「パラノイア問題」を胸の内に抱え込んでしまって雄弁には語らず、地味な研究結果に自説を抑えこんでいた）経緯は考慮されるべきだが、ここで、フロイトのクレペリン観に触れておきたい。

パラノイアと早発性痴呆のあいだの近接した関係を考えると、これまで述べてきたパラノイア理解がどのようにして早発性痴呆理解に連動してゆくのか、との問いを回避するわけには行かない。従来パラノイアと言われてきた多様な疾患を緊張病およびその他の諸疾患形態とともに一つの新たな臨床単位へと融合させたクレペリンの研究を、私は妥当な仕事だと思っている。ただし、もちろん、早発性痴呆という名前を選んだのはひどく拙劣な所業であったと言わなければならない。（フロイト 二〇〇九、一八〇頁）

本質的なリビード論の観点から、フロイトは「素因を決定づける固着段階の異質性に基づいて、また、抑圧されたものの回帰機制（症状形成）の異質性に基づいて、パラノイアは、本来の抑圧の主要特性や自我への退行を伴うリビード離断という事態を共有すると思われる早発性痴呆から分離される」と考えた。つまり、「〔アメンチアほど徹底していないが、やはり起こっている〕リビード離断という事態を共有する」かつ「〔臨床上の類型としては〕分離される」という矛盾を語らざるを得なかった。クレペリンは、一八九四年の時点で、パラノイアを体質的基礎の上に不治の妄想体系が慢性的に形成される症例に限定すべきだと論じている。

おそらく、「破瓜・緊張病」としての狭義早発性痴呆と「〔理念としての〕パラノイア」という両極のあいだに位置する「妄想性痴呆」の分析ないし理解がいちばん重要なのであり、この難しい問題がまだ残されているという点において、フロイトとクレペリンの見解は一致していた。

以上を簡単にまとめると、パラノイアは、病像構成論的に、妄想性痴呆を媒介として狭義早発性痴呆に近接し、成因論的には〔性格・状況・精神的外傷などの役割が大きい〕躁鬱性精神病によく似ているが、癲癇性精神病からはかなり遠いものだと言える。

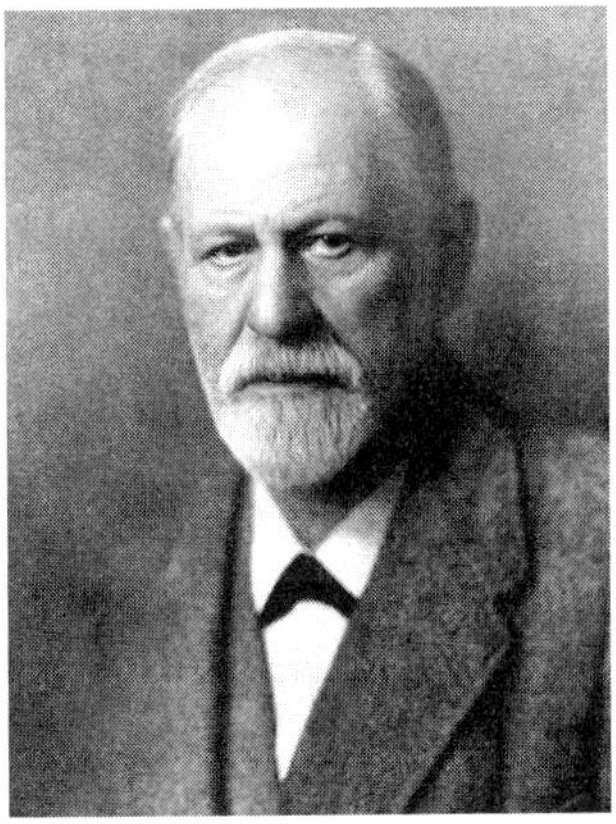
フロイト

換言すれば、パラノイアは、癲癇性精神病を中軸にして考えるならば、「中心気質（安永）・祝祭的生命（木村）」から偏倚、分岐、離反そして差異化を繰り返して、ひどく遠く離れてしまい、社会的に奇妙に歪曲されて成熟した人間だ、と見なしうる。

第Ⅲ章

静かなる浸透

（1915-26年）

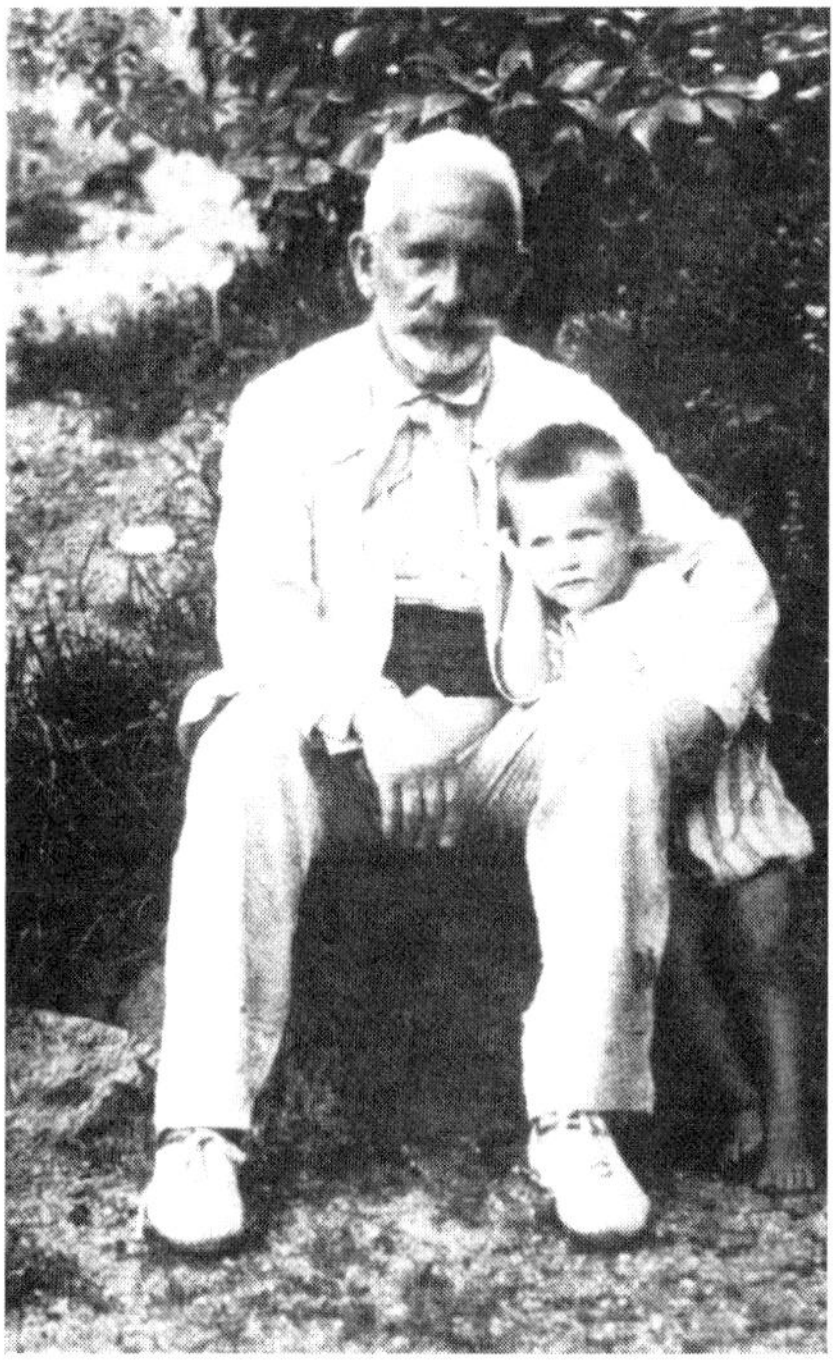

クレペリンと孫（1915年頃）

二〇世紀初頭になってクレペリンはその疾患単位学説ゆえに精神医学史の先端に立ち、また、それゆえに、多くの打撃を受けて揺れながら難路を歩むことになる。特に、多様な原因群から相互に類似した精神病像が生まれてきて見かけ上の単位性が出現するとした症候群学説に立脚するアルフレッド・ホッヘとカール・クライストからの打撃は強烈だった。クレペリンに共鳴するオイゲン・ブロイラーですら、〝早発性痴呆あるいは精神分裂病は症候群だろう〟と考えていた。もちろん、クレペリンに同意する精神科医も多かった。ただひとり、カール・ヤスパースという若者の見識は、〝疾患単位とは何か？〟という問いに正面から立ち向かった点において、特別に重要であった。

以下、ヤスパースのクレペリン観（疾患単位学説観）を要約的に論じておきたい。

1　『精神病理学総論』（一九一三年）、ヤスパースにとってのクレペリン問題

一九〇一年、故郷オルデンブルクのギムナジウムを終えた一九歳のカール・ヤスパース（一八八三―一九六九年）は、まず、「弁護士にでもなろうか」とハイデルベルク大学の法学部に籍をおいた。しかし、社会とも自分ともしっくりこないまま、漫然と日々を送りつつ、あるとき、イタリアに旅行した。持病の気管支拡張症で長生きできないと思い込んだ孤独癖が強い青年であったから、もちろん、一人旅である。そして、ニーチェが永劫回帰の霊感を得たスイスの保養地シルス・マリアで、法学部から医学部に転じることを決意した。シルス・マリアは、訪れる人を根底から揺るがし、変化を起こ

させるような風土、風景なのかもしれない。そして、ヤスパースは愛する両親宛てに手紙を書いた。

私の計画はこうです。規定の学期数を修了して、医師の国家試験を受けます。そのときになって〔…〕能力ありという自信があれば、私は精神病学と心理学の研究にすすみます。そうなれば、私はさしあたって精神病院の医師になるでしょう。そしておそらく最後には、心理学者として、たとえばハイデルベルクのクレペリンのように、学究の道にはいるでしょう。しかしこれは確実ではなく、私の能力いかんによるのですから、公言したくはないのですが……。（宇都宮 一九六九、三〇頁）

カール・ヤスパース、一八歳にして、シルス・マリアの霊感を受けたのである。しかし一九歳の法学部学生が「ハイデルベルクのクレペリンのように」と書いているのは面白い。われわれが思っている以上にハイデルベルクのクレペリンは当時すでに高名だったのかも知れないし、ヤスパースの方が変わった学生だったのかも知れない。一九〇一年というと、ミュンヘン大学精神科の教授であったアントン・ブム（一八四九―一九〇三年）が急病死する二年前で、ハイデルベルクのクレペリンもまだ教科書『第七版』の準備に取り掛かるかどうか、とか、南洋熱

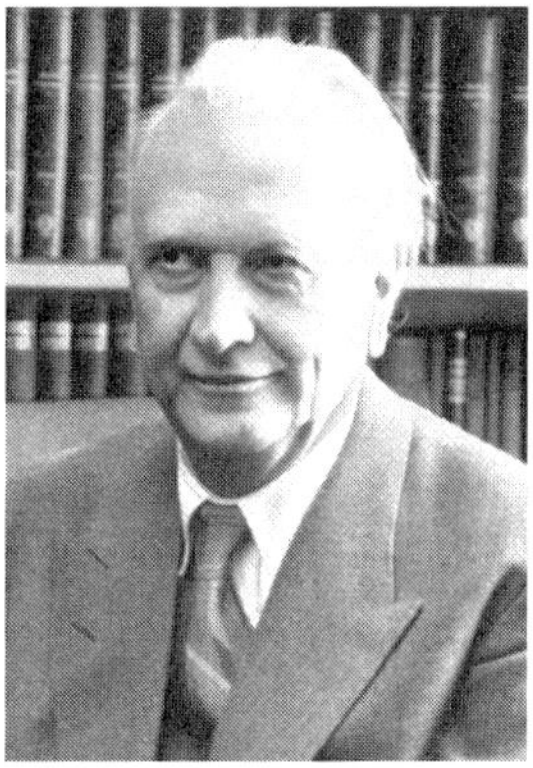
ヤスパース

帯の探検旅行はどうしようか、とか机上で計画を立てていた時期である。ミュンヘン大学からの招聘など話題にもなっていなかったから、ヤスパースも、ハイデルベルクでクレペリン教授の教えを受けるのはごく自然な成り行きと考えて、両親宛ての手紙に「クレペリン」の名前を書き入れた。

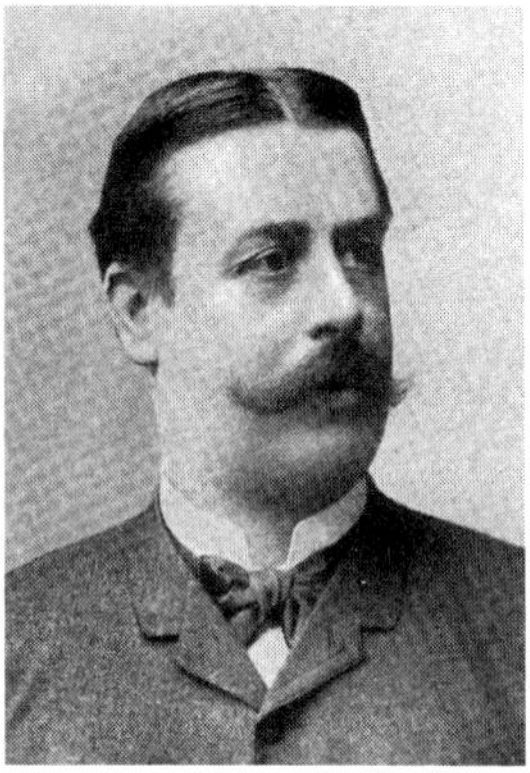

ブム

しかしヤスパースが医学部への転部を決断した後、一九〇三年六月、クレペリンは、病を得て急死したブムの後任としてミュンヘン大学から招聘を受け、ハイデルベルクへの愛着を断ちがたく大いに悩んだのち、一九〇三年一〇月、これを受諾し、公文書的にはミュンヘン大学に転じた。当分はハイデルベルクとミュンヘンの二ヵ所に家を持って往復する多忙な生活で、『第七版』の校正の部分的な終了と投函は、クリスマス直前の一二月二一日の夜、南洋への四ヵ月の旅行のためのジェノヴァ行き列車がハイデルベルク駅を出る、わずか一時間前であった。列車の中でも残りの校正刷点検の作業を続け、これをチューリヒ駅で投函するという慌ただしさであった。ヤスパースとクレペリンをめぐって、風雲急を告げるようなハイデルベルク。時代の変化とはかくの如きか？

ヤスパース、ハイデルベルクの精神科教室へ

医師国家試験に合格したヤスパースがハイデルベルク大学精神科の無給助手になるのは一九〇八年

（二五歳時）であるから、クレペリンに直接学ぶには入局が四年遅かった。若きヤスパースを迎えたのは、主任教授フランツ・ニッスル（四八歳）、医局長カール・ヴィルマンス（三五歳）らに統率された多くの俊才精神科医たちであった。徹底的な学問的相互批判、容赦のない知的誠実さ、独断と偏見を忖度なく切り捨てる教室内の雰囲気、のちにヤスパース哲学が語りだす「愛を伴った闘争」の雰囲気が教室員全員に共有されていた。医局内の研究会でニッスル教授が教室員に批判されて立ち往生することも稀ではなかった。一九〇四年春に実質的にミュンヘンの精神医学教室の主宰者になったクレペリンが「ハイデルベルク大学の医局では存在した共同活動の活力の源である親密な人間関係が、私のありとあらゆる努力にもかかわらず、ここ〔ミュンヘン〕では確立しなかった」（クレペリン 二〇〇六、一六二頁）と回想しているのは印象的な事実である。ヤスパースを迎えた稀有の連帯感情は、ニッスルによって豊かにされたとは言えようが、クレペリン教授に指導されたおよそ一二年のあいだに確立されていたと考えるべきである。クレペリンにはこういう卓越した指導者としての一面もあった。これまた、ひどく意外なことである。ハイデルベルクの大学と風土はクレペリンを、中心気質を含み持った循環気質にしばし留め置いたということなのかも知れない。

陰鬱で冷酷、ユーモアなく非社交的、研究の鬼であること以外には異常な禁酒論者でしかなかった、というクレペリン評は誤解か中傷だったのか？　よく分からない。ミュンヘンに移って、気質が陰険な方向に変わってしまった可能性もある。初老期になって気質の一面が「底意地悪く」偏倚してしまったのだろうか。臆測はやめよう。確かなのは、当時のハイデルベルク大学精神医学教室の雰囲気に包み込まれると皆が「愛を伴った闘争」の中で、学問に没頭するようになってしまったというこ

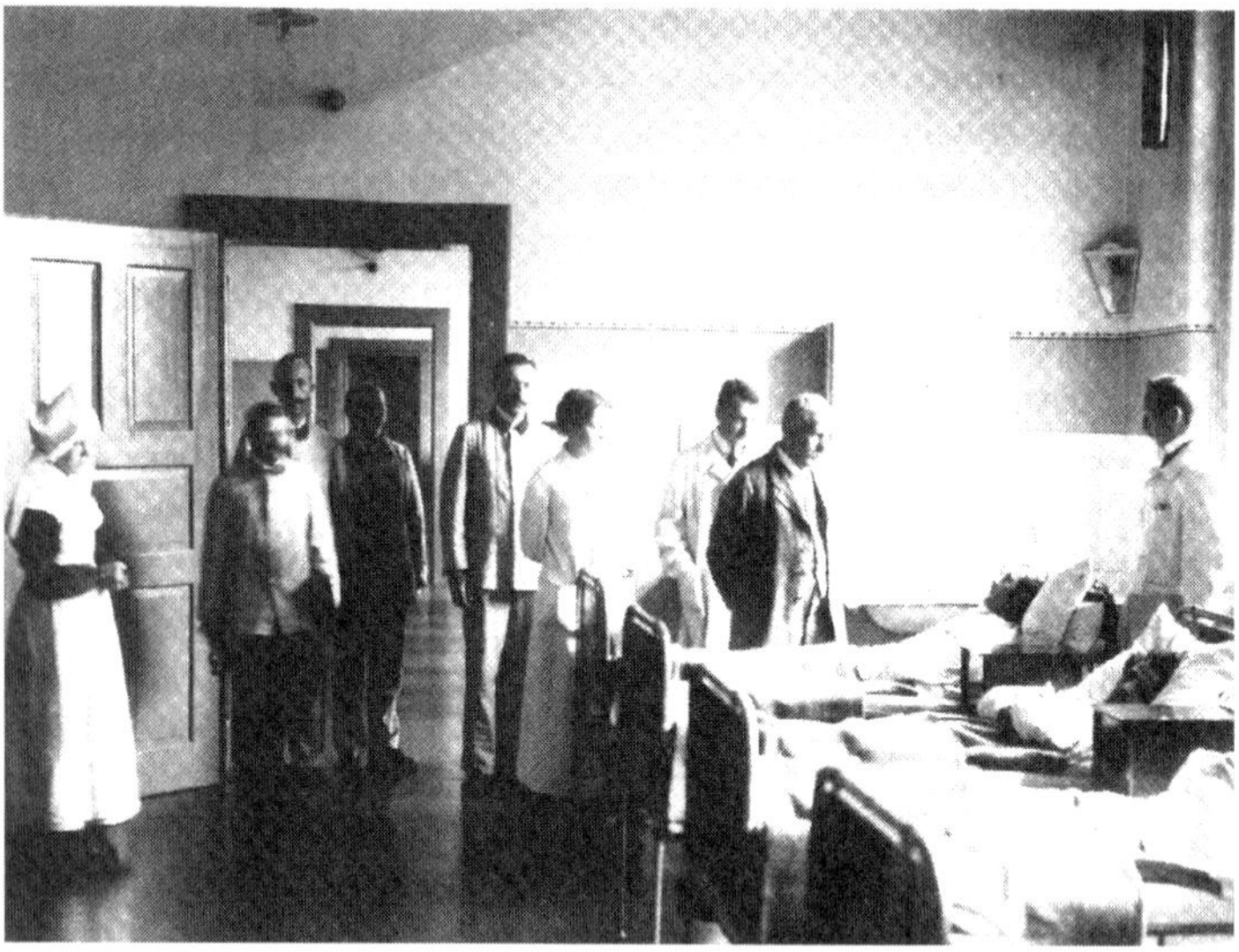

ミュンヘンでのクレペリン（1910年頃）

とだけである。

ともかく、ヤスパースは学位論文「郷愁と犯罪」（一九〇九年）や「嫉妬妄想――「人格の発展」か「病的過程」かの問題への寄与」（一九一〇年）など多くの優れた学術論文を書いて専門誌に発表し、一九一一年には、医局長ヴィルマンスと、学術的出版で信用厚くなっていたシュプリンガー氏の勧めに従って『精神病理学総論』の執筆に取り掛かった。この最初の大著は一九一三年に完成し、シュプリンガー出版から刊行された。

『精神病理学総論』初版本（以下『総論』と略す。西丸四方は「原論」（ヤスパース 一九七一）と訳した）の刊行は、ミュンヘンのクレペリンが苦しみつつ『第八版』の第三巻を書き上げて、その中で「早発性痴呆」（ここで一〇以上の亜型に崩れ始めていた）を苦労しつつ論じていた時期とほぼ同時的であった。自身が構築した内因性精神病の疾患単位学説を自分で壊しつつあった初老期のクレペリンに比較すると、三〇歳になったかどうかという若々しいヤスパースの『総論』の出現は世代交代を告げつつ燦然と輝いたことであろう。

『精神病理学総論』初版本の評判

『総論』初版本出版時、周囲はこの若者に驚嘆し絶賛した。批判もあったようだが、それは、ヤスパースが、臨床体験から学問を生むのではなく、精神病理学の方法論・認識論に徹する道をとったからである。精神医学は何を知り、何を知りえないのか？　精神医学が精神の病を知る方法はいかなるものであるか、いかなる方法が不可であるか？　多様な方法をそれぞれの解明能力に相応しく識別し自覚して使い分けるには、いかなる包括的世界定位が要請されるのか？　精神病が精神病以外の何ものでもないということは（医学の中ではなく）歴史学の中でしか証明できないのではないか？　ヤスパースが『総論』で立てた問いは、このような難問であった。物質科学を模範として学問し、他方で大自然や大宇宙を夢想するクレペリンや多くの臨床家たちにとって、ヤスパースの批判精神は、厳格過ぎるゆえに不毛になってしまうような「方法論議」と感じられたのだろう。有名なヤスパース批判は、ウェルニッケの弟子で、ヤスパースの四歳年上であったカール・クライストからの「診断的虚無主義者」と断罪してくるものであった。もっともヤスパースに賛同する医師たちはウェルニッケ一派を「偉大なる脳神話学者」と皮肉っていたのだから、反撃されても仕方がない。

一風変わった批判はクルト・シュナイダー（一八八七―一九六七年）からのもので、「諸君は余りに

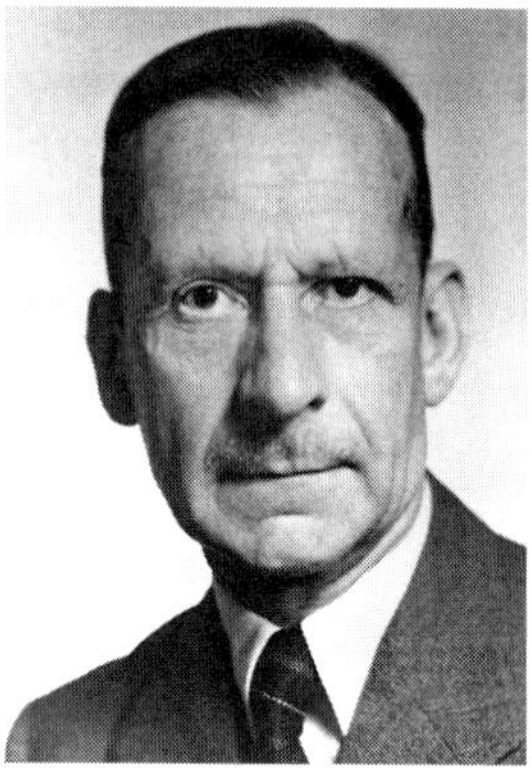

クルト・シュナイダー

鋭く削られた鉛筆の芯の先端はすぐに折れてしまうことを知らねばならない」という比喩的警句を発した。厳密かつ簡明な学としての精神病理学を志向した後輩（大学と教室はテュービンゲンだった）、ヤスパースの四歳年下の盟友で文通の相手であったクルト・シュナイダーにしても、ヤスパースの方法論の過度の厳格さを批判しなければならなかった。しかし二人の友情は深く持続し、一九四五年の敗戦直後にクルト・シュナイダーをハイデルベルク大学精神科の主任教授に強く推し実現したのは既に偉大な哲学者となっていたヤスパースであった。

他方、ヤスパースの『総論』初版本に驚嘆し称賛したニッスル教授を心底から認めていたクレペリンではあるが、自身はニュートラルというか、ヤスパースの『総論』に関してはほとんど沈黙している。肯定も否定もしていない。もっとも、クレペリンは、ウェルニッケ、フロイト、クライスト、ヤスパース、クレッチュマー……これら画期的な仕事を為したすべての人たちに対し、基本的には無関心かつ無批判であった。クレペリンの「非社交性」（内村とコッレの実感）はここにも現れている。ただし、クレペリンは、『総論』に至るまでのヤスパースの論文の価値を既に認めていたようで、ニッスルを介して早速にヤスパースを有給私講師としてミュンヘンに招きたい旨を伝えてきた。

ニッスルという人物

話を少し戻そう。『総論』刊行の少し前まで。

ヤスパースは『総論』出版に先立って、校正刷をニッスル教授にみてもらっていた。ニッスルは、校正刷を白衣のポケットに入れてしばらく持ち歩いていたが、ヤスパースには一言も話さず、他の同僚には時折「立派なものだ、クレペリンを遥かに凌駕している」ともらしていた。三週間後、ヤスパースは突然に独身主義者ニッスル教授の自宅に招かれた。ニッスルはそこで初めてヤスパースの仕事を賞賛した。加えて、「ハイデルベルクには目下のところ空席がなく残念だが、ミュンヘン大学のクレペリンとブレスラウ大学のアルツハイマーが揃って貴兄に教授資格を賦与する用意があると言ってきている……」とヤスパースに伝えた。『総論』以前の優れた論文が既に読まれていたのであろうし、ニッスルのすみやかな推薦もあったのだろう。しかし、ヤスパースは、体力に自信がないこともあり、ハイデルベルク大学に残り、哲学部で心理学の教授資格を取りたい旨を答え、ニッスルもこれを承知した。ニッスルは、第一級の脳組織学者であったが、クレペリンともヤスパースとも仲が良く、非常に頭の良い、さっぱりとした性格の人物であったという印象を私は一貫してもっている。

こうして『精神病理学総論』初版はシュプリンガー出版から世に出た。だが先述した通り、その方法論の厳格さは、多くの医師や研究者を萎縮させてしまうほどの迫力をもっていた。以後、約半世紀のあいだ、精神医学の研究は、『総論』の苛烈な批判的眼光を意識しながら、びくびくと行われていたような印象を私は受ける。ヤスパースに対するクレペリンやフロイトの無関心、さらには、クライストの憤激、これらは『総論』への対応としては個性的かつ例外的であって、他の多くの精神科医は、ヤスパースとハイデルベルク精神から発せられる激しい批判を恐れて、萎縮し沈黙していた。あの創造的なクレッチュマーでさえ、恐らくは「体格と気質の三類型」論議をめぐって、ヤスパースを意識するあまり、「計測、計測、計測!!……」と怒りとも不安とも言えぬ感情的な苛立ちの発作を起こしてしまったという。

ヤスパースの病像構成論

さて、ヤスパースは、『総論』の中の「病像の組立て」の章で、カールバウムとクレペリンの精神医学の歴史的連続性に言及している。

　カールバウムの理念はクレペリンがとり上げて発展させるまで作用を及ぼさずにいた。クレペリンの教科書の版を重ねるにつれて、発展の基礎が据えられ、一時的に一方的に定められた〔症状〕単位をしだいに克服してカールバウムの作った端緒を発展させて実らせたのである。先へ先へと彼〔クレペリン〕は作っては作りかえ、疾患単位という彼の理念を事実としての精神医学各論の中で実現せしめる助けとした。同じ原因、同じ心理学的基本型、同じ展開と経過、同じ転帰、同じ脳所見を持つ病像、すなわち全体像として一致する病像は、本当の、天然自然に定まった疾患単位なのである。こういう単位を見出すためには各方面にわたる臨床的観察が役立つ。殊に効果のあるのは病気の転帰を研究することにあるようであった。（ヤスパース 一九七一、三一二頁。訳文を一部変更）

今となって考えるならば、カールバウムからクレペリンに至る、この歴史的経緯の考察は自明のものと見えるだろう。しかし、ハイデルベルクで創造されたクレペリンの『精神医学教科書』の『第四版』、『第五版』、『第六版』、『第七版』の思索と構想の奔流がカールバウムの見出した「理念」に激しく肉薄するクレペリンの努力の軌跡であった事実を、早くも二〇世紀初頭に、かくも明瞭に自覚した精神科医がどれくらいいたことか。しかもカールバウムとクレペリンの目指す疾患単位という「理念」が、少なくとも九つ以上の異なった方法（人格の発展考察、病的過程（プロッェス）解析、高度神経中枢機能解析、記述現象学、（静的ならびに発生的な）了解心理学の駆使、長い歳月にわたる臨床的関与と観察、精神荒廃状態の最終的認定、大脳解剖学、遺伝学的追跡……等々）によって照射される難路の彼方に存していることを二九歳の精神病理学者はもう見抜いていた。カールバウムとクレペリン、この二人の努力は不可能な努力なのだ、しかし、絶対に必要な努力なのだと、この時点でヤスパースという若者は悩ましくも承知していた。

だが、『総論』は虚無と終焉の書ではない。「理念」に導かれた出立の書物、「理念」の意味を精神医学に告知する書物、言わば、無知の知を歓ぶ希望の書なのである。

このことをヤスパースは以下のように言い換えつつ論を展開した。

「疾患単位」概念を否定しつつ肯定するヤスパース

疾患単位という理念は一つ一つの例では実現させることはできない。なぜかというと同じ原因と、同じ症状と、同じ経過や転帰と、同じ脳所見が規則正しく一致するということを知るには、一つ一つのこまかい関連を完全に知りつくしていることを前提とするが、こういうことは無限に遠い未来のことに属する。疾患単位の理念は実際はカントの意味の理念で、すなわち目的が無限の所にあるのでその目的に到達することが不可能であるような課題という概念である。しかしそれにも拘らずこの理念はわれわれに成果のあがる研究方向を示し、経験的に個々の例を研究する時に本当の見当をつけさせる。〔…〕疾患単位の理念は到達できる課題ではなく、最も効果のあがる見当づけなのである。〔…〕この理念を知って活動せしめたのはクレペリンの不朽の功績である。しかし理念の代りに理念が到達されたとみせかけること〔…〕疾患単位を出来上ったものとして早発性痴呆とか躁鬱病とかいうように記述することから間違いがはじまるのである。（ヤスパース 一九七一、三二五―三二六頁。強調は省略）

カントの意味での「理念」に導かれる覚悟こそ、精神科医と精神医学を生かし続ける原動力になると、ヤスパースは、あたかも福音を告げるように語っている。到達不可能だから不毛というわけではなく、精神医学という小舟の針路方向を永遠に導きつづける、位置づけ方向づける北極星のような存在として、疾患単位構想は考えられてよい、とヤスパースは考える。このように、批判的とは言っても、クレペリンに対して、ヤスパースはホッヘやブムケあるいはクライストよりも遥かに肯定的で、（疾患単位の理念のもとで研究するのは）「幽霊をつかまえるようなもの」（同前、三一七頁）とするホッへの過度に否定的なクレペリン批判には賛同しない。

しかし、ヤスパースの見解に対するクレペリンの直接的応答はなかったようだ。既述のように、クレペリンは『総論』が出された当時、『精神医学教科書』の巨大なる『第八版』（その第三巻）の完成に没頭していて多忙であった（それにミュンヘン大学での膨大な量の雑務）。加えて、早発性痴呆の箇所を見るだけでも分かるが、秩序立った疾患単位学説の明晰さは失われていた。先に引用したように「疾患単位を出来上ったものとして早発性痴呆とか躁鬱病というように記述することから間違いがはじまる」とヤスパースは断じていたが、まさにその通りのことが、同時的に『第八版』を執筆中のクレペリンに起こっていた。

ヤスパースはクレペリンをたいへん尊敬していたと思われる。しかし、同時にまた『総論』初版において早くもクレペリンの苦悩、疾患単位学説崩壊の危機を予見していた。

これも既に述べたことだが、ヤスパースの思考を正面から否定したのはクレペリンと両雄のごとく見なされていたウェルニッケの流れを汲むカール・クライストであり、クライストによってヤスパースは「診断的虚無主義者」と非難された。もっともクライストは「終生クレペリンの体系を承認しなかった」（内村）のだから、クライストにとって、ヤスパースは、オイゲン・ブロイラーやニッスルとともにクレペリン一派と見なされていたようだ。そもそもハイデルベルク学派を認めなかったクラ

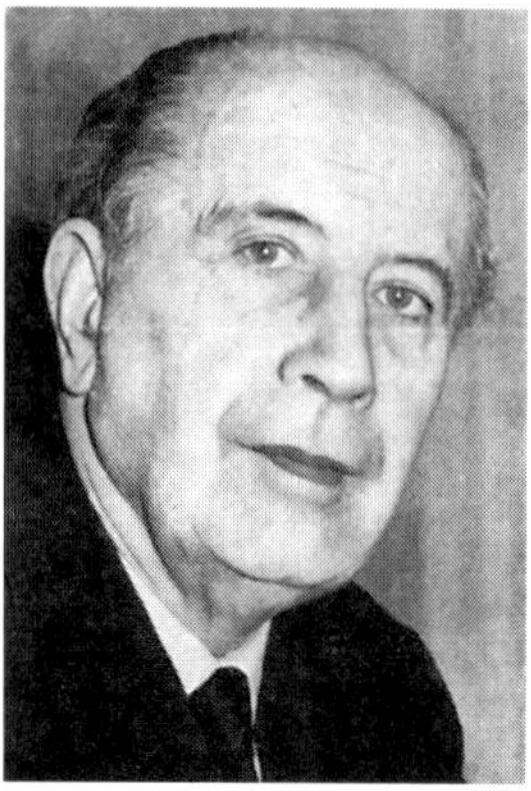
クライスト

イストであるから、クレペリンやヤスパースの研究は、肯定できなかったのだろう。

クライストは、クレペリンの「癲癇性精神病」の疾患単位性をも容認せず、みずからは、より非定型的な「類癲癇精神病」という（生命論的に深く瀰漫的な）概念を措定した。たとえば、ファン・ゴッホを「類癲癇精神病」の一亜型たる「挿話性朦朧状態」と見なしたミンコフスカ（ウジェーヌ・ミンコフスキー夫人）はクライストの概念を継承したのである。クライストにとって、クレペリンの「癲癇性精神病」は曖昧模糊としていて、症候群としての秩序すらなく、癲癇性痙攣発作の「代理症（エクイヴァレント）」の寄せ集めに過ぎないと思われたに相違ない。「癲癇性精神病」をめぐってクレペリンとクライストがもしも直接に論争していたなら、非常に豊かな成果に至っていたろうと思うが、まことに残念なことにクレペリンは無反応であった。

クレペリニアン親和的な症候群論者オイゲン・ブロイラー

じっさいクレペリンの精神医学体系をはっきりと擁護したのはスイスのオイゲン・ブロイラーくらいであった。ブロイラー、いわく。

このような混乱に対して、早発性痴呆の概念の樹立は、明瞭さと秩序とをもたらした。〔…〕早発性痴呆に対して最もしばしば繰り返される反対論の一つは、これが必ずしも痴呆や早発ではないということであった。しかしクレペリンがこの概念を記載したとき、その治癒と晩発とについて、繰り返し、はっきりと述べているところを見れば、この反対論は、この概念を知ろうと思わぬのみか、名称にもこだわっているための大きな誤解と称せざるを得ない。（内村 一九七二、一六四頁）

ブロイラーのように具体的に考える立場から見ると、疾患単位を「（カントのいう）理念」と見なすヤスパースの意見は精神医学的実践の内容に乏しい過度の形而上性（または批判哲学の性格）を帯びてしまう。ブロイラーは、もちろん、クレペリンの体系を第一とする。しかし、これに肉薄するものとして、何と、クライストの驚くほど細分化された「分類」を挙げている。症候群学説に親和的なブロイラーにとって、クライストの「分類」は重要な症候群（疾患単位未満だが通常の症候群（Symptomenkomplex）概念以上に経過特性を重視したSyndrom群）の記述と分類に見えたようだ。

私見をいうなら、クライストの「類癲癇精神病」概念と弟子のカール・レオンハルト（一九〇四—八八年）の「類循環性精神病」（運動精神病・錯乱精神病・不安=恍惚精神病）概念こそ、クレペリンによって強引に打ち立てられた二元論ないし三元論につきまとう広大無辺のグレイ・ゾーンをきちんと充填する最高級の業績だと思われる。ただし、レオンハルトは「癲癇」にまったく触れていない。思えば不思議なことである。いつものことだが、クレペリンは、ウェルニッケとクライスト一派からの

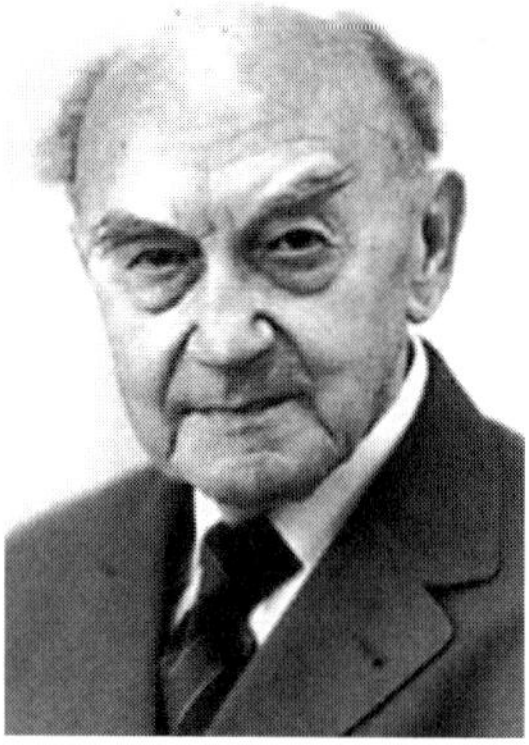

レオンハルト

異論に対して沈黙している。

なお既に記したように、満田久敏の「非定型精神病」概念も、レオンハルトとは異なる（癲癇を重視した）意味で、クライストの「類癲癇精神病」なる概念の影響を受けていた。満田も木村敏もいわゆる京都学派に属するが、この学派は、（呉秀三と内村祐之に指導された）東京学派が支持するクレペリンやブロイラーそしてヤスパースらに対して余り親和的でないようだ。

ヤスパースの言う「理念」としての疾患単位概念は正論であろう。一九歳時のシルス・マリア体験以来、ヤスパースにとって、カールバウムとクレペリンは一貫して偉大な高峰であり続けたようだ。暗夜航路をゆくような小舟の如きヤスパースにとって、この二人の先達は導きの星であった。だが、臨床実践としての精神医学のリアリズムに徹するならば、『総論』で展開された方法論議は空虚な正論でもあろう。ブロイラーとは親しく談話を重ねたクレペリンがヤスパースについて多くを語らない（個人的な交流の事実もなかった）事情あるいは気分はよくわかるのである。

クレペリンが強く刺激され反応したのは、アルフレッド・ホッヘからの、症候群学説に立脚した批判だけであった。

2　症候群学説の方へ

アルフレッド・ホッヘ（一八六五―一九四三年）は一九〇二年から三五年の定年までフライブルク大学の精神科教授職を務めた人物であり、詩人ないし文学者としてもよく知られた存在である。ホッヘは、精神科医師として画期的と言えるほどの研究業績は残していないが、クレペリンの疾患単位学説が最盛期を迎えつつあった頃、精神病圏や神経症圏には疾患単位など存在せず、千差万別の原因に由来する精神現象の群れが一定の症候群ないし状態像を形成しているだけに過ぎないとして、クレペリンの疾患単位学説を批判し続けた。精神病はもちろんのこと、古来周知のヒステリーなども「病気＝疾患」ではなく、「症候群＝状態像」に過ぎないとされる。内村祐之によると、ホッヘは鋭い警句を発することで知られ「すべての人間はヒステリーたり得る(hysteriefähig)」などの箴言《しんげん》を残している。

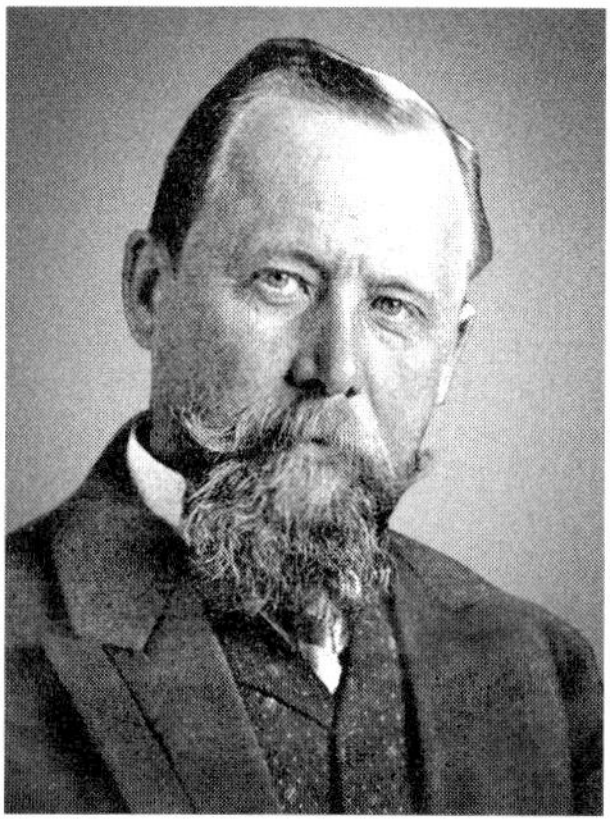

ホッヘ

ホッヘに限らず、病者を症候群学説的に見なす人には（進行麻痺や大脳損傷は別とするが）幻覚や妄想、躁や鬱、痙攣発作と夢幻状態、解離と転換……これらすべては疾患単位などではなく、症候群＝状態像、人生の諸相なのである。人生は濃淡深浅さまざまの症候群＝精神状態の流動として織り成され、成り立っている。確かに人間生涯の真相を衝いていて、文学者ホッヘならではの見識と言えよう。クレペリンとその一派は「(疾患単位という)幽霊を捜し求めているだけだ」という有名な警句もホッヘによる。だが、『第六版』(一八九九年)刊行以来、西欧の精神医学界の大勢は徐々に〝クレペリン派〟になっていて、ホッヘはむしろ孤立無援であった。二〇世紀になって『第七版』(一九〇四年)が出る頃になると、学会時の懇親会でも、ホッヘのテーブルにはほとんど誰も座らず、大きなテーブルにホッヘ一人が座っている光景もあったという。ホッヘの弟子のブムケは、クレペリンの後任としてミュンヘン大学の教授になったが、より活気があり明快、颯爽としていて、教師として、ホッヘよりも人気があった。

それゆえ、もしもクレペリンが一九二〇年に「精神病の現象形態」という貴重な論文を出さなかったなら、われわれはホッヘという精神科医の存在自体にこれほど留意しなかったであろう。ホッヘによる疾患単位学説批判の打撃力の強さとクレペリンの反応としてのこの単独論文の意義深さは、それくらい重要である。

さて、先に触れたが、巨大な『精神医学教科書 第八版』の第三巻を一九一三年に書き上げたクレペリンは、一見すると、威風堂々たる歩みを続けていると見えたが、このミュンヘンの大御所は、クライストやヤスパースではなく、症候群学説に立脚していて時折鋭い警句を発するフライブルクのアルフレッド・ホッヘの批判から、ひどく強い衝撃を受けたようで、一九二〇年の論文において、読んでびっくりするような変身を正直に曝してしまっている。巨大な教科書群よりも小さなこの一論文の出現のゆえに、やはり〝クレペリンは偉い人だ〟と私は感じ入ってしまった。クレペリンの論文の冒頭部は紹介者たる内村祐之によってきちんと訳され解読されているので、ここにそれを引用しておこう。

原因、症状、経過、予後、そして病理解剖を考慮して病型を定めようとする、これまでの方法は、もはや使い果たされて満足できなくなったから、何か新しい道が拓かれなければならぬとする批判や論述の正当性を、一概に拒否することはできない。（内村 一九七二、一〇三頁）

これは内村の文章ではない。クレペリン自身の原文を内村が訳出した、純粋にクレペリンが書いたドイツ語文章の翻訳なのである。私自身、うっかりと読んでしまって、これは内村祐之の文章だ、と勘違いすることを何度か繰り返した始末である。ともかく、クレペリンという人はここで何と謙虚な応接を示したことか、何と徹底した自己批判をする人であることか。やはり周囲の幾人かが認めるように、他人には一見無関心で冷淡であっても、自身には苛烈に厳しく、その真理愛は常軌を逸して強い人だったのだろう。

複数の原因から同一の症状が生じる……、同一の原因から複数多彩な症状が生じる……、という日常臨床でありふれた事態に対応するために必須の柔軟性を、クレペリン自身が構築してきた疾患単位学説は有していない……、「（疾患単位学説とは別の）何か新しい道が拓かれなければならぬ」とは、なかなか言えない覚悟であろう。だが、ほかならぬクレペリン自身が『第八版』を書き上げたのちの長い（五年間！）沈思黙考ののちに、疾患単位学説とは別の「何か新しい道」が必要だと認めると告白したのだ。事情を知っている人は皆驚いた。

変身と前進

もちろん、疾患単位構想を完全に切り捨てたわけではないので、クレペリンは、自身の想定してきた複数の疾患単位近似のもの同士が入り乱れ錯綜している症候（状態）群が、複数の疾患単位たちの確立に至る手前にあるべきだと思い至ったのであろう。そして、少年エミールが「宇宙進化論（宇宙の起源と進化の研究）」に夢中になったように、晩年に入りつつあったクレペリンが「神経＝精神系の起源と進化の研究」に向かったのは自然な成り行きだった。精神現象界における「星雲」という未熟なカオスこそ、疾患単位という「理念」（カント、ヤスパース）に至る途上に在るべきだとの思惟に達するのは当然だった。そしてクレペリンは「既成装置（vorgebildete Einrichtung）」という生物発生学的概念を用い始める。

彼は、大脳（高次）神経中枢組織および精神構造の進化（構築＝複雑化）と退行（解体＝単純化）というダイナミズムこそ問題なのだとの考えに至った。これは、より詳しく言えば、個体発生史的ならびに種族発生史的に（stammesgeschichtlich）埋め込まれて深く潜在していた原始的「既成装置」が、強弱深浅の多様な侵襲とその結果としての高次機能層解体に応じて、多様多彩に表面化して露呈してくる事態こそが精神病・神経症という現象形態なのだとの構想である。これすなわち、「神経と精神の層次構造論」に依拠する考えである。彼は、われわれ生命体の内奥には「乳幼児・小児・未開人・動物・植物」などに固有の未熟かつ原始的かつ強靱な既成装置が生きて活発にうごめいているとの想定に近づいて行く。

この論文でのクレペリンの発想は、明らかに、J・H・ジャクソン（一八三五—一九一一年）の思想（心身の病理現象は高次神経機能の衰弱・解体と低次神経機能の突出・露呈の混合現象であるという思想）によく似ている。また、フロイトの「自我とエス」の相互浸透的な力動すら連想される（この場合「エス」という巨大な渦動が「既成装置（群）」に相当する）。しかし、既に述べておいたが、ジャクソンのこの層次構造理論の名称とその包括的な意義を（「ジャクソン癲癇」だけは知っていて『第八版』には明記されているが）クレペリンは、まだ知らなかったのではないかと内村祐之は推論している（内村一九七二、一一六—一一七頁）。

「星雲」への郷愁

カント＝ラプラスの「星雲」説について論を展開する野望を抱いて、兄やその友人たちに冷やかされた一五歳頃のエミール少年のエピソードについては、既に幾度か言及してきた。さらに症候群という熱気充満したカオスと「星雲」イメージとの類似性にも触れてきた。「症候群＝星雲」を未熟・未分化かつ原始的で強靱な存在と言ってよいならば、「疾患単位＝惑星系」は成熟し構造化された（冷たく硬い）秩序体だと比喩的に想定されてよいだろう。

クレペリンの体系に批判的だったジルボーグは「疾患単位学説」と「天文学」との連想を頻繁に記していた。ジルボーグは何かを直感していたようだ。しかし、クレペリン自身が思春期（以前？）における「星雲説（宇宙進化論）」への没頭を思い出し、遺族によってそのエピソードが『回想録』刊行というかたちで公開されたのは、ジルボーグの名著『医学的心理学史』（一九四一年）が刊行されたのち、約四〇年が経過してからであるから、ジルボーグは、クレペリンの「疾患単位学説」と「天文学」との親和性を感知しても、それ以上のことは書けなかったのであろう。

周知のようにカント＝ラプラスの「星雲」説によると、太陽系は、原初的ガス星雲が自転しつつ冷却収縮して出来上がったものとされる。言うならば、これは、太陽系生成の進化論的仮説あるいは宇宙進化論の画期的なモデルである。この「星雲」説は、その後さまざまの説を経て、いまのビッグ・バン説にまで至っているが、宇宙に関するにせよ人間精神に関するにせよ、それらの進化論的な理解は、クレペリンにとっては唐突なものではなかった。「星雲」説はエミールが思春期頃には既に惚れこんでしまった宇宙観であり、また、ごく身近にいて愛し信頼していた兄のカール・クレペリンが動植物的生命の具体的様態を進化論的に研究していた第一級の学者だったからである。

既述のように、「現象形態」の論文が書かれる五年前には、巨大な四巻本『精神医学教科書 第八版』が完成され出版されていた（第四巻刊行は一九一五年）が、それまでの早発性痴呆論において簡潔明瞭に見えていた分類秩序はこの『第八版』において揺らぎ乱れ始め、なんと一〇（数え方で一一ともなる）の臨床（亜）病型に分解されていて、眩暈がするほどになってきている。現在では、臨床的には誰も使っていない。使えないほど煩雑である。クレペリンは、自身で創造した早発性痴呆疾患単位学説の体系秩序を自分で壊し始めたかのように見える。特に「循環型早発性痴呆」、「周期型早発性痴呆」、「（循環性の強い）緊張病」などの臨床亜型とその名称は、じっさいは区別しようもなく、クレペリンの苦悩の所在を示している。先に述べたように、この苦悩はじっさいには『第六版』における強引な所業（躁鬱性現象の分離独立化）において既に芽を出していた。

ホッヘとその弟子オスワルド・ブムケ（一八七七—一九五〇年）（クレペリンの後任として一九二四年からミュンヘン大学精神科を主宰）のクレペリン批判は、特に、躁鬱性精神病を早発性痴呆から強引に切り離して疾患単位化してしまったクレペリンの無理な所業に向けられていた。加えるに、クレペリンに敵対的な師弟二人組からの批判は、意図せずして、クレペリンの学問的父たるカールバウムの「緊張病は循環性精神病（フランス人が詳しく研究している Folie circulaire）に近いので、双方はなかなか区別できない」とする見解と軌を一にしていた。クレペリンは、論敵たちが使っている「症候群」なる表現を避けて、「現象形態」あるいは「表現型」と言い換えているが、これが結局は「症候群」を意味するのは明らかで、疾患単位学説は、消去こそされないにもせよ、ホッへたちによる批判を受容する方向に大きく揺らぎ始める。癲癇性精神病が背景化してしまって三大精神病鼎立論が軽視され始めただけでなく、早発性痴呆と躁鬱性精神病という二元論すらも、クレペリン自身の手によって否定されてゆく。いっさいが、無秩序ではあるが美しくもある原始原生的な「星雲」という名のカオスへと回帰してゆくかのような気配に包まれる。

クレペリン教授の退官をめぐるエピソード

既述した内容にいくらか重複するが、クレペリンとわが国の精神医学との関係に触れる経緯もあるゆえ、少し脇道に入ってみたい。

「精神病の現象形態」という単独論文を公表して自身が症候群論者あるいは（進化論的な）層次構造論者たりうることを告白したのが一九二〇年、次いでミュンヘン大学退職が二二年であった。また後任教授としてオスワルド・ブムケが選ばれたのが二四年。内村祐之のミュンヘン到着が二五年、そして二六年にはクレペリンの急死。この二二年から二四年までの移行期、この二年間には、内村が書いているように、クレペリンとブムケの間には気持ちの上で、いろいろ厄介なことがあったようだ（後述）。しかし、この時期において、よりいっそう肝腎なのは、「精神病の現象形態」を書き上げたあとの、クレペリンの存在感と威風の急速な減衰だと思われる。その理由は、もちろん論証できない。だが、人間クレペリンの生命力と疾患単位学説の進捗の拍動とは、まさしく不可分のものであったのではないだろうか、疾患単位学説を自己批判し始めた途端にクレペリンから何かが抜け落ちてしまったのではあるまいか？　肺炎と心不全による急死の件はともかく、学者としての迫力の低下と疾患単位学説からの若干の離反は、まったく軌を一にしているのである。

人間クレペリンの衰えは、決してホッヘやブムケからの批判のせいではなく、クライストらの敵対性のせいでもないと思われる。クレペリン自身の胸中に、エミール少年という「中心」（安永）からの引力、ロマン的な「星雲」説からの強い引力が回帰再生してきたのかも知れない。以上、私的な連想と想像が混入してしまったが、クレペリンの生涯最後の五、六年間は、何やらたいへんに感慨が深い。

さて、既述のように（第Ⅱ章第5節）、ミュンヘン大学を退官するにあたってクレペリン自身は、長年親しくしてきた、非常に有能なパラノイア研究者にして大量殺人者「教頭ヴァーグナー」の精神鑑定者（大量殺人事件は一九一三年九月、最初の「教頭ヴァーグナー」論の擱筆は一九一四年二月）でもあるローベルト・ガウプ（一八七〇―一九五三年）が自分の後任になることを望んでいたが、ガウプの自由主義的政治思想に難色を示したバイエルン州政府やミュンヘン大学当局などがブムケ選出に歩みを進めたため、「後任は当然ガウプ」と思っていた周囲は驚いたという。しかし、論敵ホッヘの弟子であり、疾患単位学説に否定的なブムケ、クレペリン自身が希望したガウプに代わって一九二四年にミュンヘンにやってきたこのブムケに対して、クレペリンは静かに承認し受容したのみという。翌二五年にミュンヘンに到着した内村祐之は着任してまだ日の浅いブムケ教授に出会って研究開始の大筋を話し合い、その率直明快な人柄と実務能力の高さに好感を抱いたと回想している。

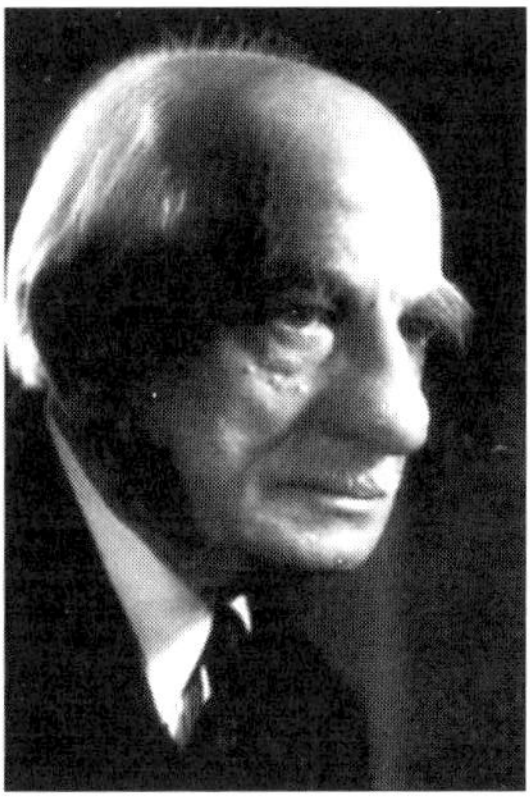

ブムケ

内村がミュンヘンに到着した時点で、クレペリンが現役の主任教授を退いて約三年が経過していたことは、内村と日本の精神医学のためにはよかったと思われる。呉秀三（一八六五―一九三二年）は、『第五版』と『第六版』を刊行した迷いのない疾患単位論者クレペリンの仕事を日本に持ち帰ったのだが、人間的、感情的には共感し得なかったようだ。内村祐之は、呉に約二五年遅れて、疾患単位学説と症候群学説の間で揺れて思い悩むクレペリンをやや距離をおいて平穏な気持ちで見つめ、悩める陰気なクレペリンの印象を、あるいはホッヘの文学作品とクレペリンの詩集を、わが国に持ち帰ってきた。

多くの人が苦しめられ背負わされた〝クレペリン・トラウマ〟を回避し続けて、理性的に公平にこの偉人に距離をとって眺めていた点、研究所に所属して現役の大脳組織病理学者ヴァルター・シュピールマイヤー教授と親しく交流した賢明さを思うと、内村の態度はわが国の精神医学のためにも、改めて評価されるべきだろう。内村の弟子にあたる西丸四方は、後年、「内村先生はクレペリンがお好き」と言っているから、一言の会話すらなくとも、真の敬意と真の理解は可能なのである。クレペリンと内村祐之は一九二五年、沈黙のうちに出会い、二年弱ののち、沈黙のまま別れた。二六年一〇月七日にクレペリンが急逝したのである。他方、内村がホッへの文学作品をクレペリンの難解な詩集よりも深く愛読していたことも、内村本人が漏らしていることゆえ、ひとこと、付記しておく。

『第八版』の迷路からの脱出の試み

さて、本題に戻ってこういう史実を見ると、一九二〇年に出された「精神病の現象形態」論文は独立的に構想されて現れたのではなく、揺らぎ始め、崩壊し始めた（あるいはクレペリン自身が壊し始めた）『精神医学教科書 第八版』から『第九版』の時期の疾患単位構想と入れ替わるように現れてきた、言うならばクレペリンの「新しい道」のための構想論文ではないか、と思われてくる。硬直凝固してしまった疾患単位学説から、まさしく「星雲」のような精神的宇宙への進化（あるいは柔軟さへの若返り）と言うべき歩みが始まった、こう考えても自然なくらい、一九二〇年のクレペリンの変身は劇的であった。クレペリンがこの問題の論文を発表したちょうどその年に精神科に入局したクルト・コッレも書いている。「クレペリンはまことに真底からの真理探究者で、新事実が問題を新しい光で見なおさせるような場合には、いつでも自分の考えを捨てるのに吝《やぶさ》かならぬ人であった」（コッレ二〇〇〇、一八七頁）と。

一九〇四年に『第七版』を出版してから一〇年余を経て、『第八版』全四巻が完成された。『第八版』は実際には一九〇六年から執筆を開始したのだが、そのあとの難渋がしのばれる長い歳月である。一九〇八年春からは休暇に、医師になっていた長女と共に田舎の借家に引きこもり、朝八時から午後一時まで執筆し、食後二時間ほど散歩して少し休憩したあと、夜一〇時まで執筆する生活を送った。休暇中に、静かな田舎の家で、実の娘を秘書兼医学助手にして、という恵まれた環境ではあったにもせよ、朝から五時間、午後に五時間という執筆努力であった。休暇以外には大学の仕事に忙殺されていたが、それでも『第八版』は、分厚い上に四巻本である。入手可能なすべての専門誌の要約を作成し、自分で考案した幾千ものカルテ記載と膨大な自家製症例カードを土台とする大仕事であった。

改めて問うが、『第八版』に至って、クレペリンの早発性痴呆研究と躁鬱性精神病研究は進捗を示し得たのであるか？　一〇以上に細分化されてしまった早発性痴呆に新たな秩序は見いだせたのか？　彼の学問全体が頽落と分解のプロセスに入ってしまったのか？

真の答えはない。しかし私見では、クレペリンは自身の疾患単位学説が自壊しても仕方がないと、ホッへの批判を反芻しつつ、ホッへの弟子たるブムケを自身の後任として迎えつつ、意外に淡々と静かに覚悟していたのだろうと思われる。

むしろ、クレペリンは、自分が一九二〇年に書いた論文の打撃を自身で受けて、意識しないままに、ゆっくりと気力を失っていったのではないだろうか？　彼の生涯の晩年を導いていたのがその揺るぎない「真理愛」であったのは確かだろう。だが、彼の強靭な「真理愛」がクレペリンの精神医学を「疾患単位学説」から「症候群学説」へと導いたのならば、われわれは黙ってこれを肯定するしかあるまい。彼を「(『第八版』という) 迷路」に導き入れたのも、彼がこの「迷路」から脱出するのを阻止したのも彼の「真理愛」であったならば、われわれは孤影悄然たるクレペリンを遠くから見つめるしかない。

「迷路」の実態の具体性について、ひとつ参考になるのはクレペリンが早発性痴呆の記述に費やしたページ数の著しい増加であろう。『第四版』で二二頁、『第五版』で四六頁、『第六版』で七八頁、『第七版』で一〇八頁、そして『第八版』では何と三四一頁になっていて (以上は高野良英による)、『第八版』の急な増加は明らかに異常である。ここにクレペリンの早発性痴呆研究の進歩を見るか、混乱への突入と衰弱を見るか。これは少し『第八版』の早発性痴呆論を読んでみれば分かる。ひとことで言えば、茫漠無辺というべき砂を噛むような記載が (病者の「人格」抜きに) 延々と続くのである。読者は不毛な感じを伴った混乱に巻き込まれるのみ。亜型の細分化の意味、必然性ないし臨床的実益はどこにあるのか、読んでいて分からないのだ。迷路に入り込んで困惑すると、クレペリンといえども、不安になり、過度に多弁饒舌になってしまうのか？

『第八版』は大き過ぎて、全四巻の総目次を書き写すこともままならないし、必須とも思われない。ここでは、早発性痴呆の細分化されてしまった臨床類型のみ、列挙しておこう。細分化された類(亜)型数を一〇とも一〇以上ともせざるを得なかった理由も分かるだろう。臨床類型の訳語は西丸四方に従うことにする。なお「鈍化」は“Verblödung”の訳である。晩年の西丸には従来の「荒廃」という訳語は不適切と思われたようだ。

①単純痴呆
②児戯性鈍化・破瓜病
③抑鬱性鈍化・昏迷性鈍化
④妄想形成性抑鬱性鈍化
⑤循環型早発性痴呆
⑥激越型早発性痴呆
⑦周期型早発性痴呆
⑧緊張病
⑨妄想型　(i)重い妄想性痴呆　(ii)穏やかな妄想性痴呆
⑩言語錯乱・分裂言語症

これは、早発性痴呆疾患単位論者クレペリンによって考え抜かれたものであろうが、とても日々の臨床カルテ記載に使えるものではない。これに加えて「転帰」（病勢が終了して固定された状態）の分類が記載されるのだから、臨床像と転帰の組み合わせは無限になってしまい、うんざりする。クレペリンは、転帰の類型に曰く、「単純痴呆・幻覚性鈍化・妄想性痴呆・滅裂性鈍化・鈍感性鈍化・児戯性鈍化・衒奇的鈍化・拒絶性鈍化」等々。特徴的病型分類と特徴的転帰分類を組み合わせるなら、膨大数の分類表が出来上がってしまい、そもそも分類の実践的な意味自体がなくなってしまう。

疾患単位学説は、それが無限に遠い「理念」であることをやめたとき、形而下の世界に落下して、ここに見られるように、脱出不可能な迷路そのものと化す。まさに若きヤスパースの言う通りである。だが、クレペリンの烈しい「真理愛」が、迷路のただなかにおいて症候群学説を求めるならば、われわれは彼に対する尊敬の念の中で沈黙するしかないだろう。

第IV章

〈精神医学〉制作あるいは〈精神病〉発明の途上にて

(1926-80年)

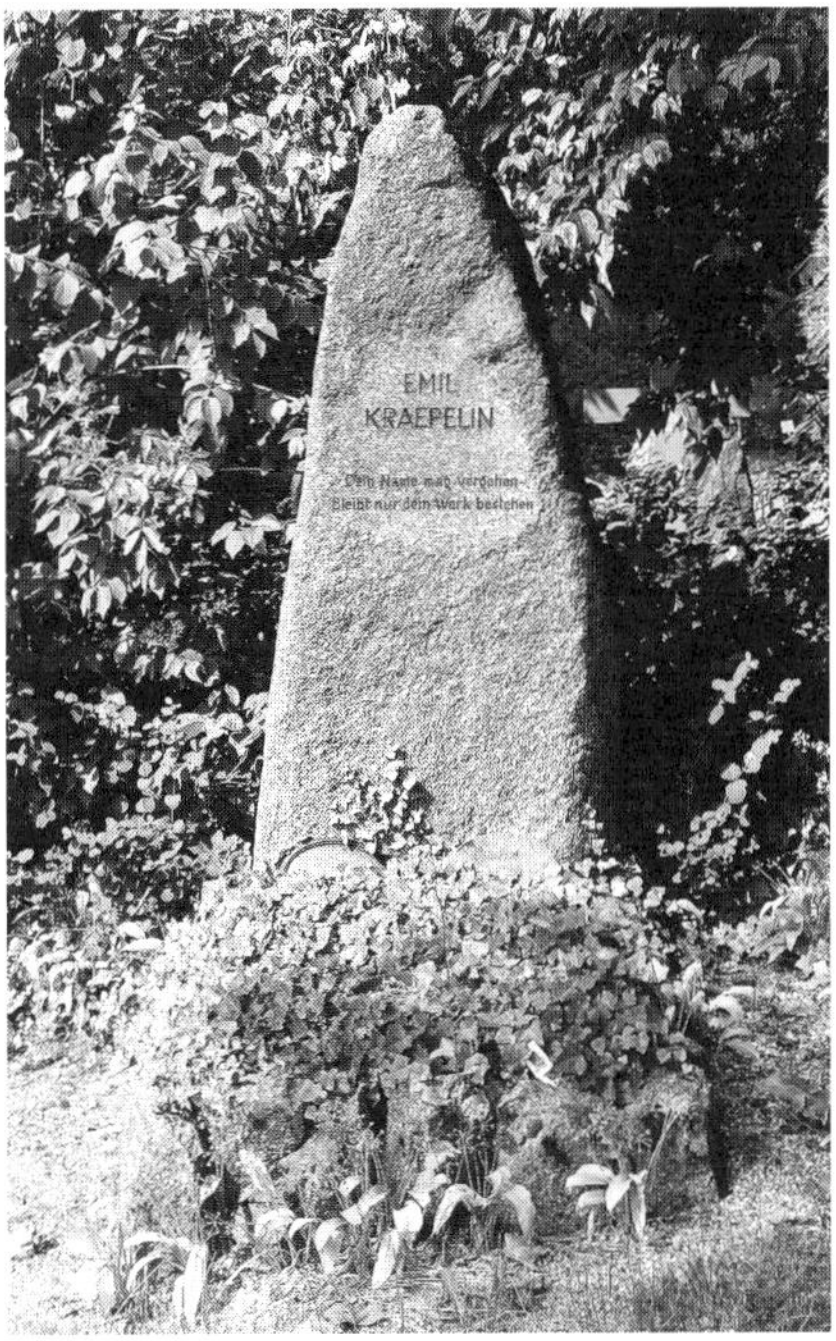

クレペリンの墓石(ハイデルベルク、ベルクフリードホーフ墓地)
“Dein Name mag vergehen / Bleibt nur dein Werk bestehen” と刻まれている。

奇妙で余りにも不自然な人間を前にして、医師は困惑し、新奇な医学的・心理学的概念装置を作ってこれを駆使し、〈精神医学〉という学問を制作した。この学問は、医学に近いものとして容認されてきた。物的（形態的ないし機能的）証拠が反復的に発見される異常性は別とするが、そうではない心的異常状態は臨床病像に近い概念装置の導入によって〈精神病（神経症でもありうる）〉の発明という理路を辿ってきたことになる。〈精神病／神経症〉の発明において合理性が著しく高い学問の代表例は、心的異常の発明からその発見へと肉薄したフロイトの仕事だと思われる。精神分析という学問制作に類似していて、連想されやすいのはアルフレッド・ホッへの箴言警句の叡智であり、自由で柔軟な発想を続けたカール・ボンヘッファーの「外因反応型」発見だろう。ともかくフロイトの無意識発見の威力は別格的に高かったと言っていい。

他にも少なからぬ臨床医学上の発見的研究はあるが、ほとんどすべてが症候群という概念装置を駆使した「発見」だった。

しかし、クレペリンの疾患単位学説は〈精神医学〉という学問を制作するにあたって柔軟さに欠け、〈精神病／神経症〉を発明こそするが、未知の異常な出来事の発見には至りにくい。『精神医学教科書 第八版』の混乱を見れば明らかなように、疾患単位学説は生硬で危うい（ジルボーグは後年になってクレペリンを「人工的・作為的・無機的・虚無的」だとすら言って批判した）。

疾患単位というきつ過ぎる医学概念によって自縄自縛に陥ったクレペリン。この事情に最も苦しんだのはクレペリン自身であった。疾患単位概念を枢軸として制作された〈精神医学〉は崩壊の危機に瀕し、〈精神病（早発性痴呆、癲癇性精神病、躁鬱性精神病）〉は散乱し始めた。

〈精神病〉の合理的発明にあたって、疾患単位概念よりも柔軟な症候群概念が求められているのかもしてないという予感がクレペリンの思考に浸透してきた可能性は小さくない。

クレペリンが六四歳に至って「精神病の現象形態」なる症候群学説に至った経緯は、思えば必然であった。この論文はクレペリンのものとしては最も柔軟かつ発見的であったと私は思う。われわれは勿論のこと、クレペリンその人もまた「ほんとうの精神医学」（内村祐之）（本章第3節参照）への途上にあったのである。

1　「精神病の現象形態」論文（一九二〇年）

一九二〇年、「脳器質性疾患・精神病・神経症」として表面に露呈してくる「（種族発生史的・個体発生史的）既成装置による病的現象＝現象形態＝表現型＝症候群」は、クレペリンによって、新たな意匠において、構成されて記述される。

先に、「予後ないし転帰（特に精神荒廃の有無が重視される）によって精神病を診断する」クレペリンの奇怪な思い込み（疾患単位学説）を批判したジルボーグの見解に触れたが、疾患単位の存立を信じたクレペリンにとって、精神病の経過は宿命的（力学法則的）必然性によって定められている。これが疾患単位学説に固有の、夢にまで見られた秩序である。クレペリンのこの確信、思い込みは、『第七版』完成の頃あるいは南洋熱帯体験の頃までは、しっかりしていたことだろう。

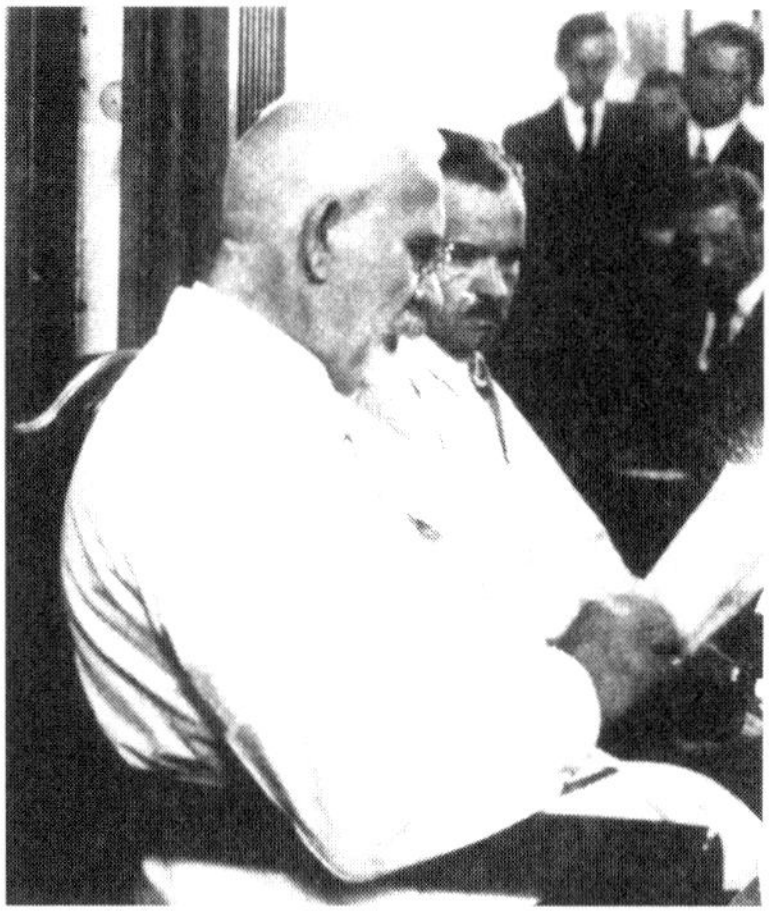

1920年頃のクレペリン

だが、クレペリンは、『第八版』を書いているうちに、彼に固有の夢のような秩序、秩序の夢から醒めて行かざるをえなくなった。

「星雲」が冷却凝固して誕生した各「惑星」軌道（＝疾患単位）は、力学的秩序という夢から醒めて、また原始的な熱をおびた混沌たる「星雲」へと戻ってゆくのだ。そして、以下に示すような一〇の「現象形態（症候群）」に分けられた。疾患単位と言われる複数の凝固体（軌道）が、クレペリンの中で、多数の症候群という「星雲・雲海」へと雲散霧消してゆく。宇宙進化論的には惑星（とその軌道）が太古の「星雲」へと分散解体され退行し退化することになるが、この退化散乱は一方向的な動きをとると決まってはいない。進化と退化の運動が、収縮（惑星化）と弛緩（星雲化）の反復の意であるならば、一方向的な進化（惑星化）という単純なイメージこそ却下されねばならない。

じっさい、典型的な精神病と神経症は、或る時は疾患単位学説によって、また別の時には症候群学説によって、さらに言うなら単一精神病学説によって、照射され理解されるわけだから、多彩な病的状態は（収縮と弛緩の）振り子運動を続けていることになる。どちらか一方だけを頑なに真実の「疾患」だ、他方は未熟な「症候群」だと言い募る必要もないだろう。

いまは、クレペリン自身が、疾患単位学説から距離をとって、症候群学説に肉薄して語り始めている。「既成装置」の露出という考えによって、高次構造の解体と低次構造の露出との考えによって、すなわち精神と神経の層次構造論的理解によって、より深く成因論的に、より一層ダイナミックに、彼は語り始める。

以下は、人間的自然に対する浅く軽い侵襲、中程度の侵襲、そして深く重篤な侵襲によって壊されたり回復したりする類型として並べられている。軽度侵襲に五種の症候群、中等度侵襲に二種の症候群、重度侵襲に三種の症候群が想定されている。

(1)　譫妄性（delirante）表現型。この型は、ボンヘッファーの外因反応型学説すなわち中毒や感染によって大脳皮質が侵されると、原因の種類には関係なく、多少にかかわらぬ意識混濁と幻覚、夢幻様妄想体験、思考錯乱、情緒障害、精神運動障害といった共通の病像が現れるという学説の完全な承認に依拠する。クレペリンは特定の原因には特定の精神症状が対応するとしたそれまでの自身の考えを否定したわけである。同じ譫妄状態が、アルコール譫妄をはじめとして、脳外傷、癲癇、ヒステリー、進行麻痺、躁鬱性精神病、早発性痴呆、老年性痴呆などさまざまな場合に見られる。

(2)　妄想性（paranoide）表現型。妄想形成を症状とする、多くの異なった病的過程に際して一様に現れてくる症候群。生存競争の際の自己主張として自身に対する信頼と周囲に対する不信が出てくるが、その結果、自身に対する過大評価と他人に対する拒否ないし敵視が現れてくる。精神発育の度が低かったり病的原因が加わったりすると既成装置が妄想性表現型として露呈する。フロイトならここに「抑圧されたものの回帰」を見ただろう。この機制はヤスパースの言う「人格の発展か病的プロツェスか」というパラノイアにおける問いを、双方ともに内に含みうる。

(3) 感情性（emotionelle）表現型。躁鬱状態を代表とする。しかし、ヒステリー、早発性痴呆、精神病質（人格障害）など、あらゆる精神異常の際に見られる病的感情表出を総括したもの。同じ深度にあった既成装置の露呈であるから、感情発生の原因的状況の相違とは無関係に、常に同じ躁鬱感情を繰り返す（クレペリンは、他の学者と異なって、躁性感情障害と鬱性感情障害を別個の症候群とせず、相互に親和的な症候群の組み合わせと見なす。現在ではＤＳＭとＩＣＤで双極性感情障害と呼ばれている）。

(4) ヒステリー性（hysterische）現象。これは感情性表現型に類縁のものとされるが、「感情性表現型に近似・類縁」というクレペリンの言い回しは、侵襲の強さと深さという形式面に限定されたもので、その内容面は異なりうると考えるべきだ。発達段階の低次元へ、幼児化あるいは動物化へ、という意味でのヒステリー性退行は、気分感情の変容とは言いにくい。クレペリンのヒステリー論は、フロイトのものと較べると、随分と生理学的、生物学的である。これは長所とも短所とも言えよう。

(5) 欲動性（triebhafte）表現型。低次層の欲動が表面に露呈した型。性衝動の亢進や逸脱さらには倒錯（サディズムやマゾヒズムを古代の性闘争の際の欲動亢進の後作用とみる）はこの見地から説明できるし、放浪癖、盗癖、闘争癖、詐欺癖、放火癖などもこれら欲動性亢進の表現であるとクレペリンはみる。反社会的精神病質（クルト・シュナイダー）や最近問題となる多様な破壊衝動の目立つ人格障害がここに属するだろう。

以上の五つの現象形態は「比較的に浅く軽度の侵襲」に対応して、五つの症候群として発生してくる。再確認のためにここにメモするが、意識変容、意識障害、夢幻様状態……これらは通常人であっても体験しうるもので、結局は睡眠深度と夢幻変容体験の多様なヴァリエーションと理解される。さらに、妄想性表現型（パラノイア傾向）と感情性表現型（躁鬱性精神病傾向）が接するように並置されていることは興味深い。双方の状態の発生はともに状況依存的であり、気質と鍵体験に依存的であり、また、寛解や治癒が語られうる。この点においても、躁鬱性精神病とパラノイアは、ともに、早発性痴呆から峻別され得るとクレペリンは考えたがっている。(4)のヒステリー性現象は、神経症全般にまで拡大され解釈されていいと私には思われる。二一世紀の時代精神においては、強迫神経症、特定対象恐怖症の強度と輪郭がぼんやりとなってきている。これは文化（対人的社会）構造の変化によるものだろう。不安性障害そして解離性障害が前景化しているが、パニック発作を詳細に診ると、これこそ現代の解離性・転換性ヒステリー発作現象ではないか、舞台と観客を奪われた演技者の無残な姿ではないか、と思われてくる。

ともかく、躁鬱性精神病と神経症に関しての問題は錯綜しているが、人間が軽度の侵襲を受けた際に露呈してくる症候群として、以上の五つの層次構造論的状態は、発生的に了解可能な状態を含む（浅い次元に潜む）「既成装置」の露出という性質を帯びている。

ついで、精神と神経の構造が「中等度の侵襲」を受けて退化退行するゆえに露出してくる症候群が考えられる。以下の、早発性痴呆に固有とされる(6)と(7)の現象形態がそれである。クレペリンが、早発性痴呆理解に際してカールバウムの緊張病現象（意志――方向づけられた生命の力動性――の障害の純粋型）をいかに重視していたか、また、言語性幻覚を内因性精神病理解においていかに重視していたか、よく分かる箇所である。

(6) 分裂性（schizophrene）表現型。上記された(5)の型までは、潜在し隠れていた既成装置が、高次層からの制御が減衰したために露呈したもの。しかし、高次層の機能が本格的に破壊されたときにも、低次の機能が、異質・不快な症状として露呈してしまうことがある。分裂性表現型がこれにあたる。クルト・シュナイダーの言う第一級症状（記述現象学的自我障害症状）ではなく、緊張病症状が特に重視されるのがクレペリンの分裂病論の特徴である。意志的な（生命的自然の）行為の減弱または撞着、衒奇症、常同症、拒絶症、命令自動症、言語新作症などの緊張病性現象……。これらすべては生物一般に見られる傾向（既成装置の露出）だとクレペリンは見る。早発性痴呆以外にも、進行麻痺、老年性痴呆、脳外傷の場合、さらには催眠術の場合にも見られるが、クレペリンは特にこれらの表現が小児にも見られるところを重視する。

(7) 言語幻覚性（sprachhalluzinatorische）表現型。幻聴を主体とする。早発性痴呆によく出現するが、アルコール幻覚症、コカイン幻覚症、梅毒性幻覚症にもよく似た形で現れる。クレペリンはこの表現型の症状を言語脳領域の刺激症状と解釈する。

以上(6)、(7)の、高次中枢神経系ないし精神構造の「中等度の損傷」がじつは現代の統合失調症という症候群である。ブロイラーはクレペリンよりも早く「分裂病・症候群説」を採用し、緊張病性症状を副次的と見なしていたが、二一世紀になって、緊張病という現象形態の重要度はだいぶ低下したようだ。今後の流れはどうか？　緊張病に連なるハリー・スタック・サリヴァン（一八九二―一九四九年）のカタトニア論やクラウス・コンラート（一九〇五―六一年）のアポカリプティーク論、さらには、二〇〇七年に翻訳出版されたマックス・フィンクとマイケル・アラン・テイラーの『カタトニア』（二〇〇三年）というモノグラフの行方には注目したい。いずれにおいても「カタトニア症候群」の臨床的に豊かな意味は現在でもはっきりと描かれている。

これに比較すると、むしろ自我障害（第一級症状）系の症候群の医学用語は、輪郭鮮明になりにく

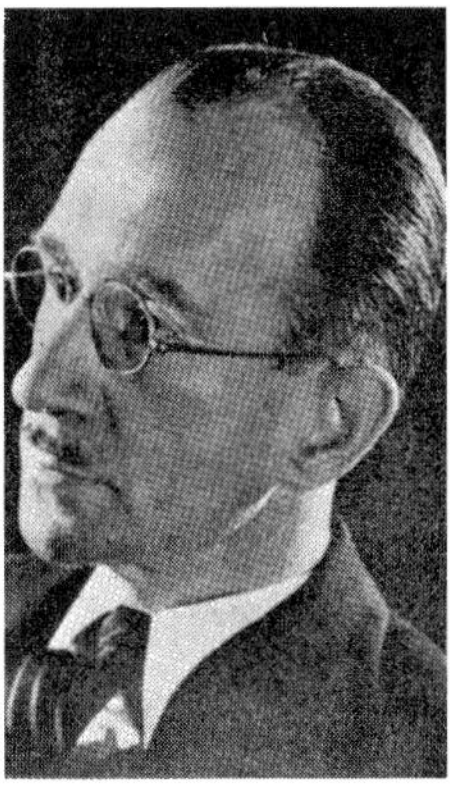

サリヴァン

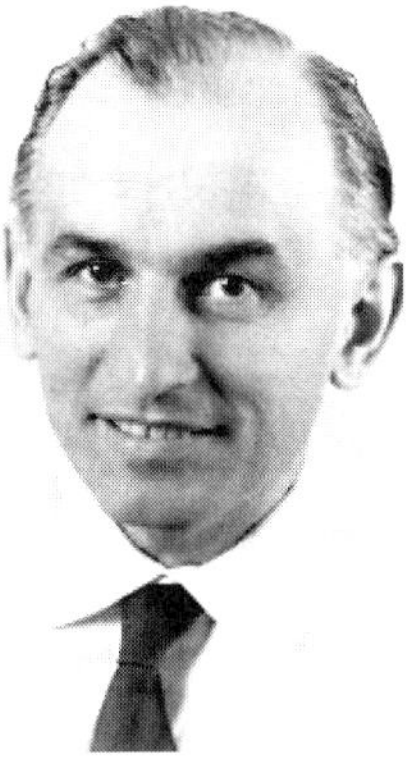

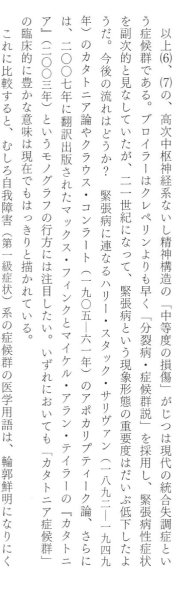

コンラート

く、診断能力が維持されにくい。たとえば「統合失調（分裂）」と「解離」と「（人格の）同一性障害」は、日本語の言語表現としても、区別しにくい。差異化のための三つの言語表現による区別としては無理がある。臨床における非言語的直観に頼るしかない。

以下に残された三つの症候群はクレペリンによれば、高次神経系構造と精神構造がともども最重度の侵襲を受けたがゆえに露出してくる現象形態である。侵襲がここまで深化すると、いわゆる大脳疾患ないし中枢神経疾患の所見は避けがたい。病的過程（プロッェス）はここでは太古の装置まで達してしまう。これらは明白かつ非可逆的である。

(8) 脳病性（encephalopathische）表現型。脳動脈硬化、脳梅毒、進行麻痺、脳炎、老年性痴呆などの場合のように、病的過程が一層広く深く脳組織を侵襲した時の表現型で、痴呆が前景に立つが、刺激症状、興奮症状、痙攣なども稀ならず現れる。躁鬱症状や緊張病症状も誘発されうるが、個体差に応じて変わる。最後は原始症状、小児の場合に見られる作語、発語や動作の反復、強迫的啼泣（笑い）、幼児に見られるような吸い付き反射などが現れる。クレペリンは「これらの表現型は脳皮質破壊自体によって惹き起こされるのではなく、上位の指導を失った下位の機能作動によるもの」であると言う。ここで初めてクレペリンは「精神的基盤の層的構造」との表現を正式に使い始める。

(9) 精神遅滞性（oligophrene）表現型。成育した精神機能の退行・解体ではなく、生来性の発育不良における低級な「既成装置」の発呈と動物の習性を思わせる欲動行為の遂行表現。

⑽　痙攣性（spasmodische）表現型。癲癇、中毒、感染症、脳疾患、さらにはヒステリーから早発性痴呆に至るまで広く表現される、痙攣発作を中心とした現象形態であり、大発作、小発作、筋肉攣縮《れんしゅく》、意識障害、朦朧状態、衝動行為などは一連のものだとクレペリンは考える。クレペリンは発育しきれていない小児の方が、多くの刺激にこの痙攣性表現型でもって敏感に反応する点に留意している。満田久敏の「非定型精神病」概念、安永浩の「中心気質」概念、木村敏の「イントラ・フェストゥム」概念、すべて、その典型においては、この「痙攣性表現型」に至りうる。そして「人間学」的に見れば、侵襲が最深度から最浅度の次元にかけて全階層を垂直に貫通しているのは⑽の「痙攣性表現型」なのであり、この事実からしても、「三大内因性精神病」鼎立構想の包括性は安易に黙殺されるべきではない。しかもクレペリンは既に「痙攣発作なき癲癇」を臨床で知っていたのである。

さて、同じ一つの原因から多様な現象が、多様な原因から同じ一つの現象が発生する、この厄介な複雑さを可能な限り単純明快に区分けすると、以上の一〇の症候群になるとクレペリンは考えた。しかしクレペリンはこの論文で全的に方向を転換したわけではない。牢固たる疾患単位群の発見ないし樹立への努力は孜々《しし》として続けられる。だが、ホッヘやブムケからの批判的影響は症候群学説再考の機縁になった。「同一の……、同一の……」という生硬な反復要求から、複雑に流動化する病像構成論へ、生命の力動性と層次構造性へと深化してゆく思索がここには見られる。先に触れたように、クレペリンのこの論文における思想はジャクソンのそれに確かに酷似している。「精神病の現象形態」論文の意味について簡単明瞭に本質を衝いているのは西丸四方である。『精神医学入門』には以下のような一節がある。

ホッヘ Hoche（症状群説、一九一二）やボンヘッファー Bonhoeffer（外因反応型、一九〇八）のいうごとく、精神症状は必ずしも一定の原因または身体的変化に対応するものでもなく、精神症状から捉えられるものは疾患単位ではなく、前成〔＝既成〕präformiert の症状群かその混合に過ぎないとも考えられるので、クレペリンは分裂（統合失調）症状群、躁うつ症状群という一層大きな症状群をまとめたに過ぎないのかもしれず、クレペリン自身も一九二〇年には自分の今までの考えを多少翻した。（西丸・西丸 二〇〇六、三六八頁）

クレペリンが「現象形態」または「表現型」という言葉に徹し、ホッヘやブムケ、さらにはクライストの使う「症状群」ないし「症候群」との表現を決して使わなかったので、多少は分かりにくい印象を読む者に与えてしまうが、内村が指摘するように「論敵ホッヘが用いる症候群という言葉を敢えて避けているところが、いかにもクレペリンらしい」（内村 一九七二、一〇三頁）のである。つまり、クレペリンは六四歳になってもなお負けず嫌いの意地っ張り少年でもあった。

無理も緊張もしなくなってゆくクレペリン

クレペリンが意識しなかったにせよ、ダーウィンからジャクソンに至る進化論的な層次構造論（＝種族発生史的既成装置の抑制と解放という一進一退する――生命力の収縮と弛緩を反復する――進化過程の論）は、フロイト、ベルクソン、ジャネ、クライスト、ユング、エイ、コンラート、レオンハルトなどにも、さまざまにニュアンスを変えつつ、繰り返し現れている。みな、上部の「構造」とその根底に流動するエネルギーのような「生命」（「既成装置」のような原始的力）の躍動を想定している。ここに、カント（『天界の一般自然史と理論』一七五五年）とラプラス（『宇宙体系解説』一七九六年）の「星雲説（宇宙進化説）」、あるいは、チャールズ・ダーウィン（一八〇九―八二年）の生命進化論思想、ハーバート・スペンサー（一八二〇―一九〇三年）の社会進化論などの巨大な影響力を感知することは、精神科医にとっても自然かつ必要だろう。

推測するに、初めに「星雲」ありき、初めに「熱帯原生林」ありき、これが、ロマンティックなエミールという科学少年が夢想した大宇宙（森羅万象）のありさまだったのだろう。ほんとうは、疾患単位学説よりも症候群学説の方が、クレペリンにとって、こころの落ち着く、馴染める故郷のようなものだったのかも知れない。このような性格の精神科医が、一般身体医学と同じような疾患単位学説の合理性を目指すとき、自身の生来の気質＝「中心気質」（安永）に反する無理をしてまでも、彼は「研究の鬼」（合理的に思考する大人）にならなければならなかった、「苦行者的狂熱者（asketischer Fanatiker）」（コッレと内村）（内村 一九六八、六〇頁）にならねばならなかった。

しかし、家族に恵まれたクレペリンには、繰り返し、人間学的均衡の安定が贈与されていて、「怒れる（戯れる）少年」のイメージと「ヘルダーリン的孤高」のイメージ（「詩」から得られた内村祐之の直感）がいつも同居していた。この点、矛盾とも均衡とも見えて、かえって、人間クレペリンの姿は印象的に身近になってくる。もちろん私は彼と付き合う気にはなれないが……。

2　晩年から死の前後にかけて

一九二五年から二七年にかけて、第一次大戦終了後約七年の歳月が過ぎた時期、ミュンヘンのクレペリン、ブムケ、シュピールマイヤーのもとに留学した内村祐之の回想に以下のような一節がある。内容的には既に触れた事柄もあるが、精神医学史とわれわれの日々の日常臨床を結びつけている歴史なので、熟慮のためには多少の重複はむしろ必要かと思う。

私は、死の前の二年間のクレペリンを知っているわけだが、それはちょうど彼の六十八歳から七十歳にかけての時期に当たる。正教授の地位をオスワルド・ブムケに譲ってから二、三年の間というところだ。しかし頭髪がよく保たれていたためか、年よりも若く見えた。二十歳近く年下のブムケ教授と比べても、どちらが年長か、ちょっと見分けがつかぬほどだった。髪は、すでに白髪であったのか、胡麻塩ぐらいであったのか、よく覚えていない。体格は、がっちりしているが、小柄で、いくらか前かがみの姿勢である。その顔つきからは、おだやかさとか暖かみとかいうニュアンスは毛筋ほども感じられず、冷徹で、やや陰鬱ですらある。そして最も印象的なのは、深い眼窩の奥からのぞく、冷静そのもののような眼球であった。総じて風彩はあがらぬほうで、颯爽といった様子は全く見られない。むしろ修道服でも着せたら似合いそうな様子である。〔…〕この時期は、すでにヒトラーのナチス運動が、ミュンヘンを中心として、おもむろに浸透しつつあるときであった。（内村 一九六八、五七―五八頁）

また、内村が受けたブムケ教授の印象。

ブムケの第一印象は、射るように鋭い目と、活発な、颯爽とした物腰と、はっきりとものを言う態度であった。見るからに事務に堪能な、実行力のありそうな人と思われたが、事実その通りであった。学会や講義の際の雄弁もすばらしいもので、そのためでもあろうか、大学での彼の講義は、いつも超満員の盛況であった。
〔…〕このころのブムケは、クレペリンの創立した研究所が、いつまでも大学の精神科教室に間借りしていることに我慢ならぬ気持ちであったらしく、〔…〕一九二四年のブムケの赴任から、二六年〔一〇月七日〕のクレペリンの死に至るまでの二年間、両雄の間に完全な調和は無かったようである。（同前、七三―七四頁）

学問界における権力闘争、パワー・ゲーム的な不和とトラブルの介入、これはいつでもどこでも起こる。たいへん困ったことで、二一世紀でも同じである。しかし、「完全な調和は無かった」と感じられても、クレペリンとブムケは相互に礼節を保って紳士的であったので、多少は救われる。

アドルフ・ヒトラーが主導したミュンヘン一揆は一九二三年一一月八日に起こっていた。このクーデター的な武装蜂起は失敗し、ヒトラーは禁固五年の刑に服するが、自由度の高い扱いをうけて、服役中に『わが闘争』を、ナチス党員で秘書的な役を演じていたルドルフ・ヘスらに口述筆記させた。

政治思想的にクレペリンとヒトラーは反ユダヤ主義において似ていた。また、この二人はともにミュンヘンを本拠地にして活動していたわけだが、三三年の齢の差もあったせいか、パーソナルには無縁であった。少なくともたくさんの精神科医が巻き込まれたナチスのホロコースト（ジェノサイド）犯罪とクレペリンは無関係であった。もちろん、ミュンヘン一揆の三年後にクレペリンが急死した、クレペリンはナチスの蛮行を目にしなかった、という歴史的条件は考慮されてよい。

第一次大戦時

第一次大戦時のクレペリンをめぐる事情について若干知られているので、ここに引いておきたい。

クレペリンは内地に留って、祖国のために奉仕しようと考え、一部の部屋を明け渡して、四十ベッドの戦時病床を作り、戦傷者の治療に当てた。〔…〕戦争末期には、物資が不足して、活発な活動は次第にできなくなる。

クレペリンは、梅毒の蔓延を防ぐために、戦地から帰った兵士にワッセルマン反応を施行する運動を起し、軍医達から反対されて、その実行を断念。軍隊における飲酒に対する反対運動も受け入れられなかった。戦争神経症が増しその治療が問題となり、彼の戦時病床も、恐ろしい戦争から逃れようとするこの神経症で占められていく。彼らは治療に抵抗してなかなか治らないので、残った医師達は休む暇も得られなくなった。

クレペリンは、ドイツの破滅を袖手傍観《しゅうしゅ》できず、愛国的集会やら、講演会を開く政治運動に参加したこともあったが、当局から邪魔されたりもして、大きな働きはできなかったようである。間もなくこの愛国者は自分が政治には向かず、医師と教師としての仕事に専念することが祖国に尽くすことになると自覚して、政治活動からは身を引く。（高野 一九八四、一七九―一八〇頁）

右のような状況は一九一五年以降の約三年間、とくにひどくなったと推測されるが、クレペリン自身の『回想録』にも戦争のことがかなり具体的に出てくる。多少とも危うい雰囲気が漂う。『回想録』の公開と出版（一九八三年）が没後にかなり遅れたのも、遺族の了承が不可欠であったのも、以下に引用するような文章箇所が散見されるからでもあろう。

このころには、戦争神経症の問題が議論されていた。精神科医としてわれわれ全員が、寛大すぎる年金給付に反対していた。というのも、われわれは患者と給付請求の急激な増大を懸念していた。しかし、不幸は避けられなかった。戦争が長引いたために、低格な人格（精神病質人格）がますます新規兵として増えつづけ、一般的な戦争疲労症が増大した。この結果、不幸にも、多少なりとも明確な神経症的病状があれば、野戦病院へ長期送還されるだけでなく、高額の年金をもらって除隊することさえできるような事態が生じていた。さらには、見せかけの手の震えを示す傷痍兵《しょういへい》が巷に溢れ、人びとの同情をかい、多くの施しを受けていた。このような状況にあって、「神経的ショック」とりわけ「生き埋め」された恐怖のために、除隊の権利とさらなる援助を受ける権利とを獲得できると信じる人びとが氾濫した。（クレペリン 二〇〇六、二二〇—二二一頁）

初老期に入った愛国的教授の言葉として、絶対に許せないものは特別には見られないかも知れない。だが、疾病利得に対する厳しい考えや「低格な人格（精神病質人格）」なる表現の頻出は、やはり、われわれを困惑させる。これでは反戦的ないし厭戦的な国民の多くが「低格な人格・精神病質人格・神経症」と「診断」されてしまうだろう。新米医師のコッレが怒りに震えたクレペリンの臨床講義の光景が思い出される。この臨床講義は一九二〇年に行われたが、この頃すでに優生学思想（社会ダーウィニズム）による洗脳的な教育、ないし、敗戦後の非常識に厳しい（賠償の現金払いを命じた）ヴェルサイユ条約（一九一九年調印）で苦しみぬいていたドイツ国民を支配しつつあった同調圧力的な復讐の空気が国民全体に浸透していたことも考えられる。

クレペリンは、さらなる長寿に恵まれたなら、ナチスのアーリア民族主義ないしゲルマン純血主義に共感した愛国者なのかも知れない。

さて、クレペリンがもっと長生きしていたなら、というような仮定の話はやめよう。クレペリンは、精神医学という特殊な世界で、特殊な学術語や精神医学体系だけを追究していたわけではない。この「研究の鬼・畏敬すべき求道者」には、禁酒主義運動ではっきりと見られたように、大衆運動を引き起こすような愛国的扇動者の傾向があった。

第一次大戦は一九一四年から一八年まで続いた。クレペリンは五八歳から六二歳まで、ミュンヘンで一貫して戦時医師として現場で働いた。まだ組織的な大空襲などは始まっていない時代だったが、地獄のような塹壕戦、泥水の中で腐敗してゆく自身の足（塹壕足《ざんごうあし》）を見つめる恐怖、機関銃の普及、膨大な数の兵士たちを圧殺して進む鋼鉄製戦車の出現、無残なシェル・ショック（戦場ショック）患者の大量発生、失明などを惹起する毒ガスの使用などを、初老期に入ったクレペリンは、凝視しなければならなかった。軍事はもちろんのこと、政治からも身を引いて、野戦病院のような病床での診察行為と『第八版』の執筆に尽力した。『第八版』の巨大化や完成に九年近くの歳月を要した理由には、当然、戦時の動員という異常事態からの影響も含まれていたことであろう。時代は、学者の持続的な学問への集中力と思考力の維持を許さなかった。

第一次大戦が始まるまえにクレペリンの立てていた計画は、「一九一五年復活祭までには『第八版』を書き終えて、それから、シベリア経由で日本に至り、日本の教え子たちの援助で比較精神医学を推進しよう」というものであった。あくまでも予定の話であった。日本が対ドイツ参戦を布告するまでは、やがて戦勝国になる日本と日本人が、やがて敗戦国人になるクレペリンに特別に嫌われていたわけではなさそうだ。
クレペリンが日本人を嫌うようになったのは戦後のことで、ドイツ敗戦後、間もなく「茂吉さん」と出会ったクレペリンは、特別に強く不快を抱いていたのだろう。その前にも、一九一五年には仲の良かった動植物学者の兄カールが死亡し、寂しくなったクレペリンは性格的にも益々気むずかしくなっていった可能性は考えられる。

ここに戦争と精神医療について、傾聴すべき言葉があるので引用して読んでおきたい。時代はクレペリンの戦争体験から三〇年もくだって、第二次大戦後のこと。回想し誠実に考えを公表しているのは松沢病院長を兼ねていた内村祐之である。

私は戦後、この事実〔ナチスの精神病者安楽死計画の実行〕を知り、もしも日本の軍当局が、松沢病院長の私に対し、同じ命令を下したら、私はどうしたろうかと考えて、慄然とした。私はもちろん強硬に反対したであろう。それは明白である。だが、それにもかかわらず絶対命令が出た場合はどうしたであろうか。私の人道主義から言えば、死を賭しても拒絶したいところだが、その土壇場になったら、私にはその勇気が出なかったことと思う。種々の手段を尽くした上で、なおどうしてもそれが阻止できないとわかった場合、私の執ったであろう最後の道は、事の行なわれる前に辞表を提出することであったろう。
幸いにして日本の指導者たちは、そこまでの暴挙はやらなかった。（内村 一九六八、二三五頁）

現代精神医学（ネオ・クレペリニアン）の裏側あるいは暗闇

クレペリンの場合、第二次大戦末期に内村祐之が自身に関して苦悶していたような行動を執ったか否か、これは謎である。だが、やはり、このミュンヘンのパラダイム・メーカーをつつむ雰囲気には何かしら内村と異質な危ういもの、「人道」への無関心の露呈という可能性を私は感じてしまう。そして、われわれ二一世紀の精神医学に従事する者たちは、現にこのクレペリン・パラダイムをほぼ無思考に前提にして教育され教育し、臨床を行い、それぞれの生活の糧（給与）を得ている。われわれは程度の差こそあれ二〇世紀末に明白なネオ・クレペリニアンに服従していた。

「人格」を見ないこと、断片的な「症状」の羅列の無機的かつ人工的な秩序を自明事と思ってしまうこと、これらの現代精神医学的思考の深部には「死の欲動」（フロイト）に支配された（無機物的な）唯物論的「暗闇」が潜んでいるのではないか？　ＤＳＭやＩＣＤがいかなる世界観と価値観そして倫理観に密かに依拠しているか？　クレペリンという人物の言動を思い、知性と感情と学問を想起することは、現代のわれわれの内省に貴重なヒントを与えてくれる。

クレペリンの急死と『第九版』

さて、クレペリン生前最後の時代に話を戻そう。

一九二六年、学会参加の目的で訪問したワシントンの図書館にあるモーセ像のまえに立って彼は、真剣な面持ちで、「私もモーセと同じ運命に見舞われるだろう。私は遠くから約束の地を見ながら、横たわって死ぬであろう」とクレペリンの助手を経て血清学者（特にワッセルマン反応の研究者）になっていたフェリックス・プラウト（一八七七―一九四〇年）に語った。

この年の秋、一〇月七日、クレペリンはミュンヘンで、風邪（インフルエンザであったようだ）に罹り、急性肺炎と急性心不全にて死去した、享年七〇。

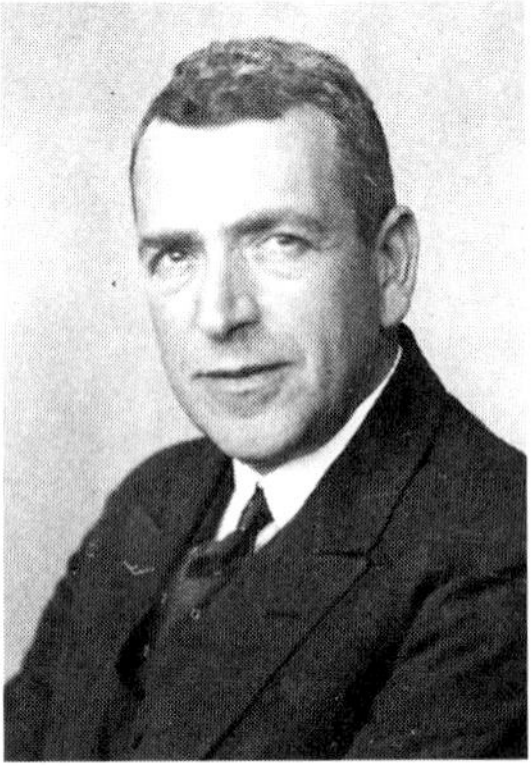
プラウト

クレペリンの墓所は彼がこよなく愛したハイデルベルクの地につくられた（本章扉写真参照）。その墓碑銘は意義深い。

〝汝が名は忘却の淵に沈めども　その業績は永遠なり〟

クレペリンは自身の「名」が、「歴史」の奔流の中で「忘却」される宿命を既に受けいれていた。しかし、自身が果たした「業績」の「永遠」性を、「業績」の「科学」性と至高性を、信じていたとは言えるかも知れない。

この孤独な自負は、疾患単位学説に拠るとも、症候群学説に拠るとも言えようが、断定できるのは、クレペリンの「真理愛」にこそ依拠していたという事実である。

そして、彼の死の翌年、一九二七年になって『精神医学教科書 第九版』がクレペリンの高弟ヨハネス・ランゲの編纂で出版された。

その分類体系の目次は以下のようになっている。訳は渡辺。

Ⅰ 脳損傷における精神病 Irresein bei Hirnverletzungen
Ⅱ 脳疾患における精神病 Irresein bei Hirnerkrankungen
Ⅲ 各種中毒 Vergiftungen
Ⅳ 伝染病性精神病 Infektiöses Irresein
Ⅴ 梅毒性精神障害群 Syphilitische Geistesstörungen
Ⅵ 進行麻痺 Paralyse
Ⅶ 内分泌性精神病 Endokrines Irresein
Ⅷ、Ⅸ 動脈硬化性─、初老期─、老年期精神病 Arteriosklerotisches, Präseniles, und Seniles Irresein
Ⅹ 内因性精神荒廃群 Endogene Verblödungen
Ⅺ 癲癇 Epilepsie
Ⅻ 躁鬱性精神病 Manisch-depressives Irresein
XIII 心因性疾患群 Psychogene Erkrankungen

XIV ヒステリー　Hysterie
XV パラノイア　Paranoia
XVI 原発性疾病状態群　Originäre Krankheitszustände
XVII 精神病質群　Psychopathien
XVIII 精神発達制止群　Seelische Entwicklungshemmungen

最晩年に至るまで、いわゆる神経症なる境界領域の症例を集める機会はクレペリンにはほとんどないままであった。ヴィーンの街の精神科外来診療所で神経症者だけを治療し精神病者に接することのなかったフロイトとまるで正反対である。いわゆる精神的クリーゼ（激烈な心因反応）の患者もクレペリン自身の診察の場にはほとんど来なかった。クレペリン自身、自分の臨床領域が精神病に限定されていたことを知っていた。精神療法と言われるものは行わなかった。ドルパート時代の終わり頃、催眠術にはほんの少し手を出したようだ。一八八八年の夏休みの旅行先でリヒャルト・フォン・クラフト＝エービング（一八四〇―一九〇二年）（ヴィーン大学教授）とアウグスト・フォレル（一八四八―一九三一年）（ブルクヘルツリ教授）から催眠技法を学んだらしいが深入りはしなかった。また、精神分析が臨床にて行われることをクレペリンは認めなかった。しかし、一九二〇年に書かれた「精神病の現象形態」の中で「了解心理学」を取り上げ（ヤスパースの名前は出さない）、「他我」の精神内界の領域を了解せんとする試みは「間違いの源泉になるものをたくさんかかえている」と説いている。

クレペリンは、ヤスパースやフロイトを感情的に嫌悪拒絶するのではなく、無関心という対応が確かに多い。だが、慎重になるべき場面には熟考するタイプの医師であったようだ。たとえば、クレペリンが意識した「間違いの源泉」の潜むところは、「病者個人の特性、遺伝素質、性、年齢、人種など」であり、これらはいつでも考慮されねばならないが、すべての因子の相互作用の全貌を知るのは不可能だ、と注意を喚起している。ほとんど自己批判に近い。また、症候群学説に対しては（ホッヘの名は挙げていない）クレペリンは「精神病の表現は、われわれの身体的および精神的な個性が有するさまざまの「既成装置」が独自に働いて生み出すものである」と言って、驚くほど肯定的に受け止めている。

しかし、もしもクレペリンになお豊かな寿命が残されていたとしても、たとえば、アンリ・エイ（一九〇〇―七七年）がネオ・ジャクソニスムを展開したような帰結には至らなかったろう。クレペリンは精神医学史全体を黙って受容する研究者であったが、特定の人物に学問的に与することはなかった。クレペリンは、グッデンとヴントのような特別に庇護的な人物への依存は例外とするが、自身の研究のリズムと自分の学問の方向を他者に委ねることができない人間であった。この点、クレペリンにとってのカールバウムとヘッカーの存在の重さ（人格を尊重する素朴現象主義）は留意されるべきである。

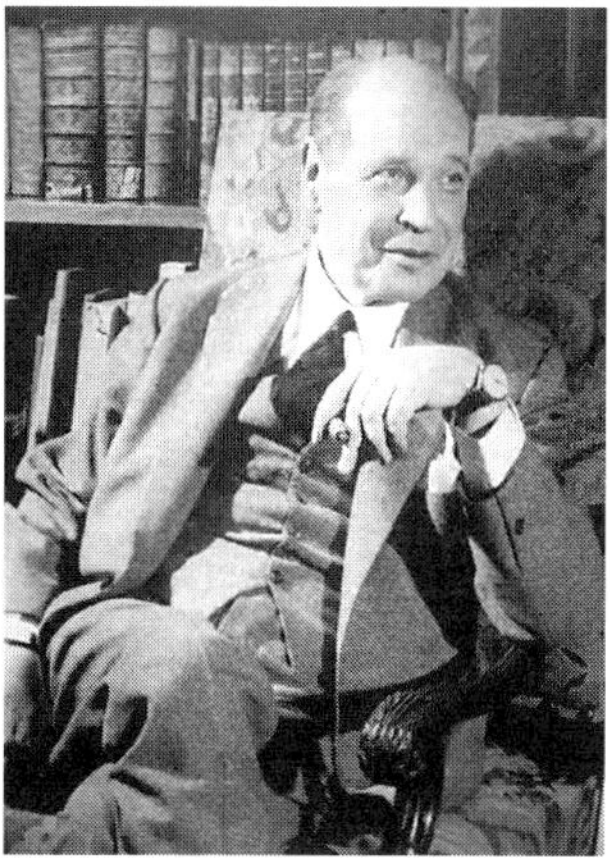
エイ

「精神病の現象形態」論文と『教科書 第九版』は執筆が時期的に近接している。だがしかしクレペリンは、この時期に至ってもなお自分の考えをいつでも撤回し代案を提出する柔軟さを常にもっていたと思われる。つまり、疾患単位学説が症候群学説に急変する可能性はあったし、クレペリンはこのディレンマに陥っても、意外と冷淡に自己の運命と学問の行方を眺めていたのかもしれない。決して頑固一徹の老人ではなかった。クレペリンは、自然科学精神ないし科学的合理性という非人間的な審級以外にはいかなる教えにも帰依しない、法則定立を常に第一とする、科学的精神科医であった。

もちろん科学的物証がなくともクレペリンは、自身が合理的であると信じる限りにおいて、推論をやめなかった。たとえば、没後刊行の『第九版』の目次をよく見ると、「Ⅹ 内因性精神荒廃群」、「Ⅺ 癲癇」、「Ⅻ 躁鬱性精神病」となっている。つまり「癲癇性精神病」が「癲癇」に戻されているのだが、西丸四方が『第八版』の「訳者凡例」で注意を喚起しているように、クレペリンの目次（『教科書』全体の構成）の並びは、そのままクレペリンの疾病論と成因論に関する推論の本音を反映していると見なされうる。それゆえ、層次構造論の三つの層（神経症群・内因性精神病群・器質性精神病群）すべてを垂直に貫通している「発作性疾患・癲癇」の中心的位置づけは、クレペリンにとっての「癲癇性精神病＝癲癇＝痙攣性表現型」の重要性をなおも示している。この時期、三大精神病鼎立論に向かうクレペリンの気迫はかなり減衰していたとしてもなお、軽視できない何かがここには隠れているようだ。特にわが国の優れた研究者たちが想起されるべきだろう。

発想こそクレペリンとはまったく別だと考えるべきだが、この目次の並び方（癲癇重視の思考）には、満田久敏の「非定型精神病」概念、木村敏の「イントラ・フェストゥム」一元論的な大胆さ、安永浩の「中心気質」概念重視という研究が想起される。わが国の精神医学の独創性は、クレペリンの死後の『第九版』の目次において、なおも揺れながら提示される「癲癇性精神病＝癲癇＝痙攣性表現型」の問題と深く共振している。

『教科書 第九版』の序文が書かれたのはクレペリンの死の数日前だったということだが、急性で重篤な肺炎が彼の心臓を停止させなければ、精神医学史は変わっていたであろうか？　これは〝変わっていた〟という回答しか出せない問いである。それくらいクレペリンの精神医学は目まぐるしく変貌し続けてきた。しかし、精神医学の体系化という闘争において、クレペリン以上に苦しみ続けた研究者はいないのだから、われわれには死の床に伏したクレペリンの心境とか、いかなる学問をさらに考えていたか、夢見ていたか、これらを推測することなど、できない。確かなことは、クレペリンの急病死が自然界の偶然事であったのと同様に、彼の精神医学体系もまた偶然にもたらされた「中間報告」だったという経緯である。われわれを支配するネオ・クレペリニアン秩序が最終回答だと考えてはならない。

史的な遠近法と錯覚

クレペリンの『第九版』が出版された一九二七年、つまり彼の死の翌年には、ウジェーヌ・ミンコフスキー（一八八五―一九七二年）の『精神分裂病』初版が刊行された。ベルクソンの生命的躍動の思想とオイゲン・ブロイラーの精神分裂病論とくに自閉の概念に依拠した、哲学的精神病理学の誕生

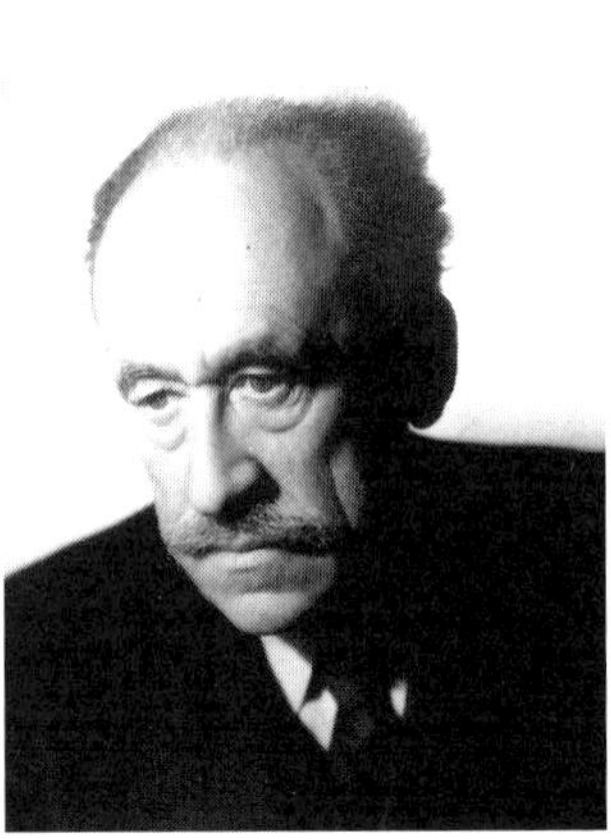

ミンコフスキー

を告げる画期的な仕事であり、「現実との生ける接触の喪失」という優れた規定が有名であり、臨床的にも有用で価値高い。この重要な哲学的精神病理学の著書が早くもクレペリンの死後わずか一年で出版されていることには改めて驚かされる。いま思うと学問的奔流の時代、新旧入り乱れた世代交代の著しい時代であった。

一九七三年に医師になった私の世代にとっては、研修医時代、図書館に並ぶクレペリンの『教科書』やブムケの『ハントブーフ（*Handbuch der Geisteskrankheiten*）』（一九二八―三二年）がひどく古臭く感じられ、ミンコフスキーの薄い本はわれわれと同時代だという雰囲気をもって、新しく輝いていたのだが、これは、いま思えば錯覚である。新旧の印象が時間的遠近という錯覚を生み出し、ミンコフスキーを自分たちの現在世界に引き入れ、クレペリンを遠く過ぎ去った過去世界に追いやっただけである。双方の学問はまったく同時に当時の世代に贈与された。そして、二〇世紀末から二一世紀にかけては、クレペリンの精神医学体系が精神医学全体の掟、パラダイム的な常識になっていて、現象学的精神病理学は古びた印象を帯びるようになった。これもまた新たな錯覚であることは言うまでもない。精神医学史を見つめていると、その新旧・遠近の感覚（錯覚）の混乱のゆえに、まるで万華鏡を覗き見るような目まぐるしい世界が現前してくる。

こういう動・反動の波それ自体には大した意味もないが、若者を錯覚へと誘惑する力だけはもっている。やがて多くの精神科医が真正の歴史眼を得て迷妄（動・反動の波に揺られる船酔い状態）から覚めるのかも知れない。それにしても精神医学史を時にしっかりと学ぶのは、現在の臨床を知るために、重要である。迷妄から覚めたと喜んだ瞬間が、新たな迷妄に突入してしまう瞬間だということが余りにも多い。じっさいのところ、最新のＤＳＭ（ＩＣＤ）は、まさしく輝かしいピカピカの新品なのだが、同時に、一世紀むかしのクレペリンの体系が回帰してきた骨董品的な古典でもある、と言える。

すべてのパラダイムを方法論的に相対化せんとしたヤスパースの偉大さは、常に覚醒している自覚の深さ、不毛なニヒリズムだという内なる声と外部からの罵声に耐える忍耐、覚醒持続への努力にこそ存する。ヤスパースは実存哲学を精神医学に持ち込むような愚行を犯さなかった。ともかく、クレペリンが警戒し、ジルボーグや西丸四方が警鐘を鳴らした〝哲学依存症〟に陥らない健全な哲学的精神医学が一九二七年、クレペリンの死後一年にして、ここに現れた。ミンコフスキーののち、少し興奮したとも形容できる哲学的な精神医学者が続出したが、ここでは触れない。

一九二八年、クレペリンの没後二年、ミュンヘンにドイツ精神医学研究所がようやく完成した。これはのちにマックス＝プランク協会に併合されて、マックス＝プランク精神医学研究所と改名された。

研究所建築の計画は一九一七年頃に立てられていた。そして、第一次大戦の末期にクレペリンの指導によって建築に着手された。クレペリンは、精神医学者、心理学者、化学者、生理学者、遺伝学者、統計学者らが窮屈な専門の枠を外して共同研究をする必要があると考え、個々の計画はもとより、資金集め、研究者の人選、組織運営の方策、他との交渉などの雑用に尽力した。そして、彼の没後二年で研究所はようやく完成した。

クレペリンを冷静に評価した少数者たち

ヤスパースの盟友ハンス・グルーレ（一八八〇―一九五八年）は、クレペリンの身近で研究した経験のある俊才だが、生誕百年に寄せた文章で、以下のように師を回想している（一九五六年）。

クレペリン以前には、精神病は四十以上の診断に分れていた。種々の症状と経過を持つ疾患を一つにまとめようとするクレペリンの努力に対しては、当時強い抵抗があり、多くの批判が集中した。また単一疾患論も非常に有力であった。クレペリンは、不断の努力によって収集し秩序づけた臨床的事実によって、彼に対して懐疑的であった人達を、次第に彼の二大精神病論に説得していったのである。（高野　一九八四、一七六頁）

ハイデルベルク学派の後輩として、グルーレのクレペリン評価は高い。しかもヤスパースと比較すると思索と文章が単純明快で、われわれには有難い。

フロイトの生誕百年祭の賑やかな準備状況を横目で見ながら、クレペリン生誕百年記念の会を開催すべしとミュンヘンの友人コッレ宛ての手紙で強調したのは内村祐之だが、この手紙とは別に、クレペリンの存在意義を適切に語っている文章があるので引用しておく。

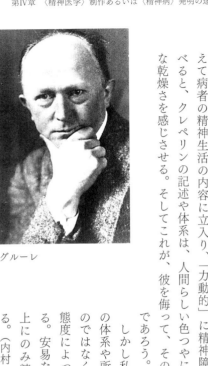

グリージンガー以前の、精神主義を本筋とした精神医学にあきたらぬところから、クレペリンは、折りしも時代の花形として登場した自然科学的方法を採り入れ、これによって精神医学の諸問題を解明しようと志したのであった。その彼の立場はよくわかるが、それにしても現代の、あえて病者の精神生活の内容に立入り、「力動的」に精神障害の本態を探求しようとする記述に比べると、クレペリンの記述や体系は、人間らしい色つやに乏しく、動植物や鉱物の分類学のような乾燥さを感じさせる。そしてこれが、彼を侮って、その功績を認めようとせぬ人々の立場なのであろう。

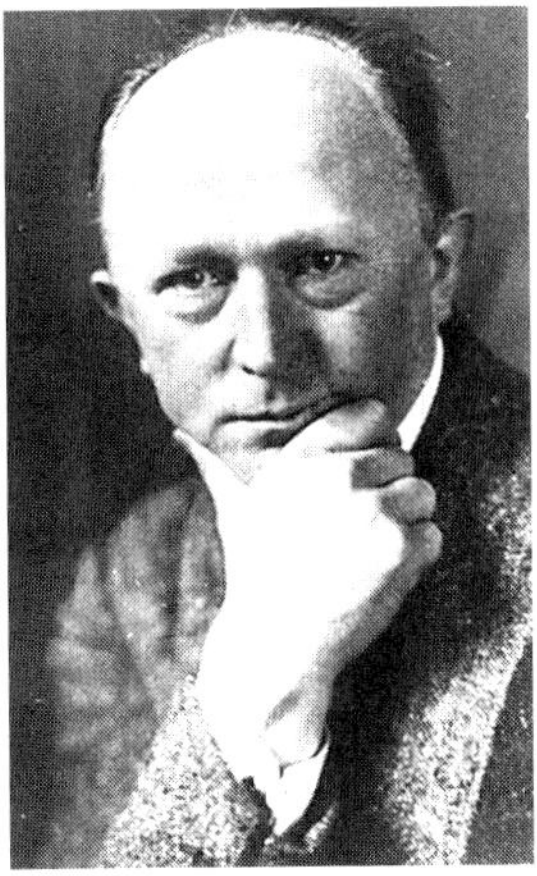

グルーレ

しかし私が強調したいのは、クレペリンは、その体系や所論の当否のみによって判断さるべきものではなく、彼が生涯持ち続けた比類のない学的態度によってこそ評価さるべきだということである。安易な思弁を排し、正確で豊富な実地経験の上にのみ精神医学を確立しようとした態度である。（内村 一九六八、六一頁）

内村の文章の含蓄の深さを私が理解するようになったのは、初老期に入った、ごく最近のことである。父鑑三の背中を見て育ったからこそ、祐之は自然科学の何たるかを理解しえたのだろう。コッレとの仲がよかった理由もよく分かる内村の科学精神がここにある。

西丸四方は一九七〇年に「クレペリンとマイヤー」という論文を書いたが、自身の書いた論文を思い出して書いたコメントも明快平易なものゆえ、少し引用しておく。

〔アドルフ・〕マイヤー〔一八六六―一九五〇年〕の人生行路《キアリヤー》の諸失敗の積重なりから精神病的反応がおこるという素人的、常識的な説は、いかにも価値が少ないようであるが、よく考えてみるとドイツの深遠な哲学的な分裂病学説も根本的には似たりよったりのものであり、ヤスパースの了解的立場に立つか説明的立場に立つかの問題に帰することになるので、私はマイヤーの単純性をフロイト、ビンスワンガーのややこしいでっちあげよりも愛した。〔…〕それで数年前に「精神医学」にクレペリンとマイヤーという論文を出し、クレペリンが分裂病についてダイナミックな見方をどう批判しているか、クレペリンはいかに早発性痴呆をひかえめに持出しているか、マイヤーがクレペリンをどういっているかを述べてみた。我々はクレペリンの原本を読むことなしに、クレペリンがかたくなに早発性痴呆を厳と作り上げてしまったように錯覚している。またマイヤーはアメリカへのクレペリンの紹介者でもあることも忘れている。（西丸　一九七六、二〇一頁）

難しい言葉の苦手な若い臨床医は西丸のこういう剽軽な考えと文章を好むが、島崎藤村の血族のひとりである西丸四方がいかにしてこのような単純明快さに達したか、こういう問いを発しても有意義だろう。私自身も含めて、哲学的に酔う若い精神病理学者が少なくなかったのは恥ずかしいことだが、二一世紀になってこういう極端に哲学的な医師が減ってきているのはいいことだ。しかし、哲学など要らないという考えも、また、意識できない異質な哲学を前提にしているのだから、事は厄介である。

ともかく、西丸のような高次元の感受性は絶滅を危惧される存在になった。現代が新たな迷妄の時代でなければいいのだが……。しかし、内村と同様、西丸もまたクレペリンを適切な距離において尊敬し、信頼して、冷静沈着に臨床に従事していたのは確かだろう。

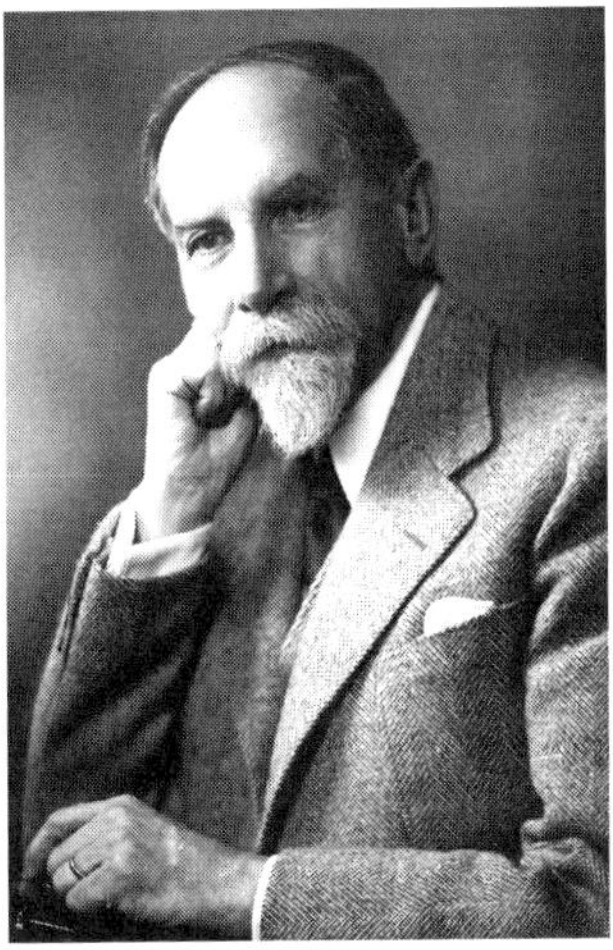
マイヤー

二一世紀になった現在、DSMにせよICDにせよ、精神病・神経症の診断基準（診断項目）がクレペリンの二大（内因性）精神病論を基軸として成立していることは一応の常識だろう。ただし現時点では、診断項目（コード）を疾患単位学説的に理解すべきか？　症候群論的に理解すべきか？　いわゆるスペクトラムとして把握するか？　潜在していた単一精神病学説が回帰してきた徴候と読み取るべきか？　なお不明瞭である。

また、クレペリンの「三大精神病」論はほんとうに古臭い迷妄なのだろうか？　なにゆえに、クレペリン、クライスト、クレッチュマー、満田久敏、安永浩、木村敏のように傑出した研究者たちが、いわゆる分裂病中心主義の世紀において、「てんかん」を重視し続けたのか？　みな迷妄に酔っていただけなのか？　なぜ彼らの研究はかくも魅力的であるのか？　これらは、すべて、たいへん重要な謎であり続けている。

3　わが国の精神医学への影響

既に述べたように、わが国の精神科医師で初めてクレペリンに学んだのは呉秀三（一八六五―一九三二年）である。呉の前任として帝国大学にて精神医学教育に努めていたのは榊　俶《さかきはじめ》（一八五七―九七年）。榊は一八八二年から八六年までドイツに学んだが、留学先はベルリン大学（シャリテ＝ベルリン医科大学）が中心で、カール・ヴェストファール（一八三三―九〇年）教授に師事したと思われる。留学中の榊とクレペリンの接点はなかった。榊は帰国後一〇年余で食道癌によって死去してしまう。三九歳の若さであった。

クレペリンと呉秀三

呉秀三は、榊教授の突然の病死もあって急がれたのか、榊の没年には渡欧し、一八九七年から一九〇一年にかけてヴィーン大学、ついでハイデルベルク大学に留学し、ハイデルベルク大学でクレペリンに師事した。この出会いはわが国の精神医学にとって運命的であり、呉の帰国とともにクレペリンの精神医学体系が精神医学の基盤として、日本の精神科医療の全体に深く静かに浸透し、最近ではDSM－Ⅲ（一九八〇年）とICD－10（一九九二年）、そしてそれ以降（現在はDSM－5とICD－10）の移入を容易にし、この動向が現在まで持続している。クレペリンとともに呉の精神医学が、わが国の精神医学の模範あるいは範例に、要するに、広義のパラダイムになった。具体的にはクレペリンの『精神医学教科書　第六版』の体系が呉によって日本にもたらされた。

これは日本と世界の精神医学にとって慶賀すべきことかどうか、俄かには決められないが、松沢病

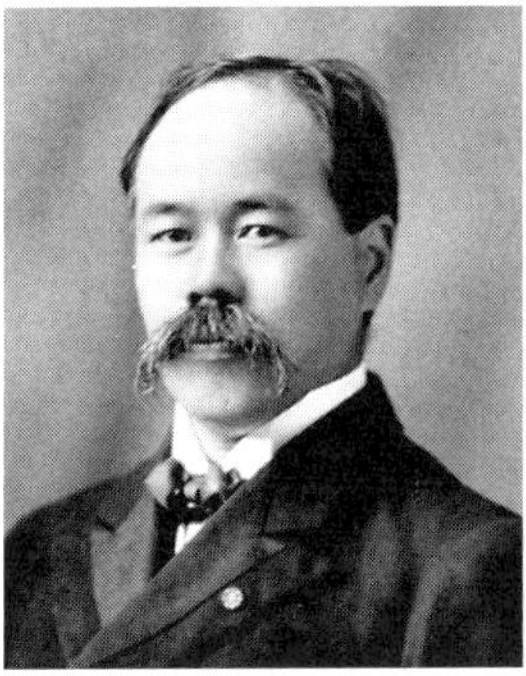

呉秀三

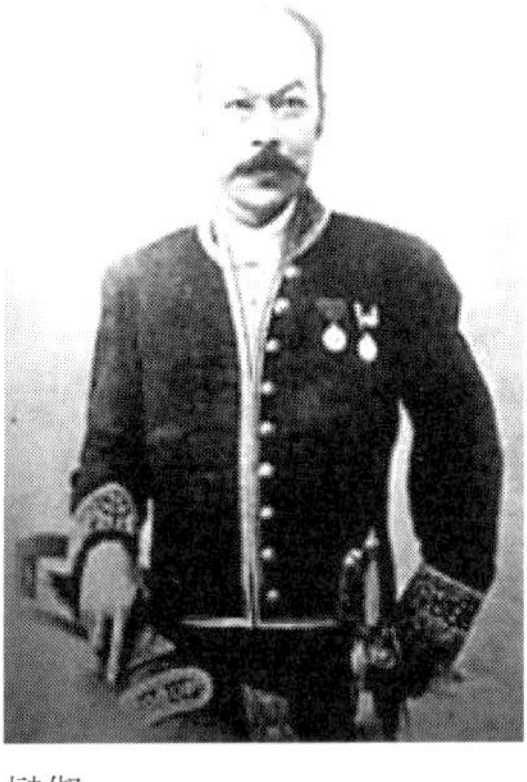

榊俶

院で呉院長のもとで働いた内村祐之は「日本人として最初にクレペリンに学んだ呉秀三先生も、クレペリンとあまりよくなかったということを聞いた」（内村 一九六八、六五頁）と記している。呉が能弁ではなかったということもあろう。

ともかく呉はよほど肝のすわった人物であったようで、クレペリンの精神医学はゆがめられることなく日本に受容された。ただし、日本人に限らず、クレペリンとうまく付き合った人物は捜すのが難しいくらいだ。グッデンとヴントは一応別格とするが、クレペリンと心暖まる友人関係だったというような人物など、稀有である。オイゲン・ブロイラー、ニッスル、アルツハイマー、ガウプなどの名が浮かぶが、せいぜい、相互に礼節ある距離が保たれていた、時には談笑もした、嫌悪の念は生じなかった、という程度の交流が実情だったのではなかろうか。さらに内村の回想を引くと、「クレペリンの最後の愛弟子であったヨハネス・ランゲでさえ、ずいぶん冷ややかな言葉をかけられたものだと述懐している」（同前箇所）とのことである。

また、クレペリン自身の『回想録』にも次のような文章がある。

　一八九〇年の夏には、ディーツェル教授と共にイギリスとフランスへの旅を企画した。フィンランドの汽船でリューベックへ行き、「東部ドイツ精神医学会」が開かれたロイブスへ向かった。カールバウムとヴェルニッケも姿を見せていたが、ヴェルニッケを見たのはこれが最初にして最後となったし、親密な交際をもたなかった。私のおこなった報告は、狂気の種々の形態において起こる蠟屈症に関するもので、これはカールバウムの見解とはある程度対立するものであった。当時、私はまだカールバウムの説〔蠟屈症は緊張病に特異的な症状であるとする考え〕には反対の立場であった。（クレペリン 二〇〇六、八三頁）

カールバウム、ウェルニッケ、クレペリン。精神医学を学ぶ者にとっては、まさに驚くべき出会いの機会と光景であるが、それに対するクレペリンの無関心ないし冷淡さは、こちらが拍子抜けするほどである。若いころゲルリッツ就職を申し出てきたが、すぐに断ってきたクレペリンはこの時カールバウムの眼にどう映ったか？　また、ウェルニッケがその教科書においてクレペリンをほぼ無視したという事態は必然ではなかったか？　既述のように、コッレもブルクヘルツリの講演において、ウェルニッケとクレペリンの相互に冷淡な関係について話している。

ウェルニッケのクレペリン忌避は弟子のクライストにまで受け継がれている。所詮は学問上の話だと言えばそれまでだが、果たしてそれだけであろうか。クレペリンは性格的に愛されにくい、肯定されにくい存在だったのだろう。これがクレペリンの〝普通〟の対人関係だったのかもしれない。「研究の鬼」と言えばそれまでである。だが、「親しみのもてる暖かい心の持ち主ではなかった」という内村の直感はまったく正しいのだろう。

そして、クレペリンの非社交性と正面衝突してしまったのが斎藤茂吉である。これは有名なエピソードで、既に第Ⅰ章第5節でも触れた件だが、印象の強いエピソードであるゆえ、少し繰り返そう。クレペリンよりも二六歳も年少だった茂吉にとってクレペリンはまさしく憧れの大スターであったろう。歓びと尊敬の念に包まれて握手して貰おうと差し伸べた茂吉の手は二度までも露骨に拒否された。目の前でジャワ人医師とにこやかに握手を交わし挨拶を交わすクレペリンを見た直後であったゆえ、茂吉の驚愕と落胆と怒りは如何ばかりであったか。その後、そして帰国後、茂吉は「毛唐め！」とクレペリンに関する記憶を唾棄するようになった。茂吉にも過敏で激しやすいところはあったし、また戦勝国日本に対する敗戦国ドイツの一員クレペリンの不快ないし嫌悪もあったが、「茂吉さん事件」が起こったのは一九二三年のことである。戦後五年を経てこの露骨な嫌悪であろうか。ともかく、茂吉（の病院）からクレペリンの体系がわが国に広がることはなかった。クレペリンは、その陰鬱冷淡な性格面のゆえに、随分損をしていたと思われる。「茂吉さん事件」の詳細は茂吉の次男である北杜夫の『楡家の人びと』（第一部）（一九六四年）において、なまなましく活写されている。

内村祐之

クレペリンの身近で研究しながら、一貫してこれを敬して遠ざけていた内村祐之のミュンヘン留学中（一九二六年一〇月七日）にクレペリンは急性肺炎（インフルエンザ性という説がある）と心臓発作に襲われて死んだから、その後、この大御所の態度に傷つけられた日本人はいなかった。

私が自ら選んだ精神医学の道を回顧しようとして、印象に残る精神医学者の姿を描こうとすると き、まず第一に思い浮かべるのはクレペリンである。と言っても、私はクレペリンと直接の面識があるわけではない。彼は私のミュンヘン留学中の一九二六年十月七日に死んだから、私は恐らく彼に近づいた最後の日本人であろうと思うが、それは、よそながら彼の顔を見、講堂で彼の話を聞くというにとどまった。ミュンヘン滞在中、クレペリン主催の会合に出席する機会は数度あったにもかかわらず、私はついに一度もそれに出席しなかったからである。（内村 一九六八、五四―五五頁）

内村のとった態度は正しかった。この対人的距離の適切さゆえに、呉秀三から始まったクレペリン精神医学体系の日本への輸入が、内村によって、なお一層すみやかに加速される結果になった。内村は、クレペリンに個人的好感こそ持たなかったろうが、この大御所の特異な性格によって傷つけられることもなかった。後年になって、内村は、冷静に、クレペリンの歴史的な存在意義に尊崇の念を払い、これに処するゆとりを持てた。

クレペリンをめぐる内村の回想はわれわれにとって豊かな贈りものになっている。クレペリンとフロイト、この二人が同年齢であったことは、時代風潮の実情を教えてくれている。意気盛んなフロイト生誕百年行事計画のさなかにほとんど無視（忘却）されていたクレペリンの生誕百年行事開催へと火をつけたのが内村祐之であったことは、日本の精神科医の一人として、軽視できない。内村のコッレ宛てのクレペリン称賛の手紙は、よく知られているだろうが、敢えてここでも引用しておこう。

近代のドイツの精神医学は、カール・ヤスパースによって最も大きく影響されているように見えますが、しかし、それにもかかわらずクレペリンは偉大でありました。彼は多方面の自然科学的方法を精神医学に導入して、精神異常に対する正確かつ客観的な観察方法の基礎をつくったばかりでなく、多くのすぐれた研究者を育成したからです。私の思うに、もしクレペリンがいなかったならば、ヤスパースさえ、果たして出現したか否か疑わしいのではないでしょうか。(同前、六三頁)

この手紙がドイツ人たちの二度の敗戦ゆえの沈滞気分をやぶって彼らに自信をもたせ、クレペリン生誕百年祭の実現へと導いたのだから、驚いたのは、不意を衝かれたドイツ人精神科医たちであったようだ。

ミュンヘン大学で、一九五六年二月二三日から二四日にかけて開催されたクレペリン生誕百年の記念式典は、招待された内村によれば、非常な盛会であったという。

内村の弟子たち

呉秀三と内村祐之のあと、わが国では、特別に目立ったクレペリン研究ないし啓蒙尽力はないようだ。内村の弟子たち、特に、西丸四方や臺《うてな》弘《ひろし》の世代がクレペリンの学問態度を継承したと言えるが、明治から昭和にかけて、呉と内村という二人の先輩の努力によって、わが国の精神医学に、いわゆるクレペリン・パラダイムが導入され、これが瞬く間に(意識するゆとりもなく)大前提になってしまったのだから、一見すると静かで地味な歩みが起きただけなのであろう。合衆国では精神分析派のクレペリンに対する反発は激しかったらしいが、けっきょく、わが国だけではなく、世界的なスケールでクレペリンの精神医学体系は受容され、浸透していった。

ここでも内村が面白いエピソードを回想しているので、引用しておこう。

> 私は時折り、若い人々に向かい、たわむれに、現在見られるのは一つの精神医学ではなくて、数多くの精神医学だと言う。精神分裂病は単数ではなくて多種類のものだという説を、もじったつもりである。すると、若くて生きのいいのが、ではクレペリンのは「クレペリンの精神医学」ですかと反撃してくる。そこで私は答える、クレペリンが志したのはそんなものではない、彼はただ一つ、「ほんとうの精神医学」を目ざしたのだと――。（内村 一九六八、六一頁）

内村は立派な教育者である。だが、クレペリンが逝って約一世紀が過ぎ、内村と若者たちの楽しい議論がなされて半世紀以上が過ぎたいま、われわれは、いまだに「ほんとうの精神医学」を探し求めて、右往左往したり立ち往生したりしている。特に、二〇世紀末以降にＤＳＭとＩＣＤが装いも新たに現れてからは、探し求めることもなくなってきた。困っているとか立ち往生しているとかの自覚や感覚すらも麻痺してしまったのではなかろうか。ある意味では「クレペリン忘却」の最たるものだ。だが、「ほんとうの精神医学」を真剣に思考してゆくと、けっきょく、それは、ヤスパースが、クレペリンの「疾患単位」構想に関して指摘したような、（カントの言う意味での）「理念」なのではないかと思われてくる。この「理念」がわれわれの思考に方向性を与え、われわれの日々の臨床営為を導いてゆくとしか考えられない。それくらい、「ほんとうの精神医学」は遠いのだ、遠すぎて到達不可能なのだ、輪郭すら思い描けないのだ、と嘆息するしかない。

だが、「クレペリンの精神医学」という表現は比類のないポテンシャルを秘めている。「誰それの・しかじかの、かくなる構想の・精神医学」という多くの形容ではなく、「クレペリンの精神医学」こそ、「フロイトの無意識の発見」と並んで、「ほんとうの精神医学」への方向を見つづける眼差しそのものであるからだ。われわれ〝途上にある〟者たちにとって、「クレペリンの精神医学」が歩んできた道、これから歩んでゆく道が、いかに重要であるか、若い医師たちの元気な異見を笑いつつも、〝エミール・クレペリンその人こそが「クレペリンの精神医学」という言い回しの真の意味を知っていたのだろう〟と内村祐之は思っていたのではあるまいか？

たしかに、クレペリンが、フロイトとともに、偉大なパラダイム・メーカーに肉薄していたことは認めていい。だが、新たなパラダイムの出現と受容は、それがすばやく自明性を得てしまうときには、精神科医の創造的な緊張感を希薄にしてしまう。非常な明敏と明朗とを備えた臺弘（一九一三―二〇一四年）という傑物が若い頃クレペリンの著作にどう出会ったか。輸入学問に左右されない健全さを持った臺弘。真剣な腕白小僧の明るさと遊びがあった臺弘という好漢には、クレペリンの冷酷と陰鬱とは正反対の輝きがある。クレペリン物語から離れまいとすると、臺特有の天然のユーモアと科学精神を詳しく語れないが、仕方がない。とにかく臺の明るさは忘れられないものだ。

当時〔一九三七、昭和一二年〕は精神科志望の新人が少なかったせいか、わりにのどかな面もあって、東京地方会（？）の先輩たちが、東京、慶応、慈恵各大学卒業の新人を一緒に学士会館に招待してご馳走をしてくれたことがあった。その席で、京大の心理からフランス留学を終えて慶応に入ってきた宮城音弥――彼は私の高校の先輩である――が、「臺君、東大では分裂病の診断はクレペリン流ですかブロイラー流ですか」と聞くのには、えらい所に飛び込んだものだと閉口した。診断に流儀があるなどとは考えもしなかったのである。ブロイラー、ブムケ、クレペリンなどの教科書は覗くだけでも大変だし、その上、ヤスパースの精神病理も必読であると先輩が言うので取りついてみたら眠くなるばかりであった。その後、ヤスパースの本は戦地に持って行って、暇にまかせて読んだら結構面白かったから、この学問はある程度経験を積まなければ判らないもののようである。（臺二〇一五、二五五頁）

臺は内村の弟子だが、クレペリンには余り縁がなかったようだ。じっさい、性格が正反対である。もちろん物知り顔もしない。臺はクレペリンを余り知らなかったようだ。だから新たな精神医学の到来に緊張もしなかった。しかし、臺が例外的なのではなく、むしろ逆で、戦前から、クレペリンに退屈して離れてしまう、すぐに眠くなってしまう臺のような若い医師の方が当たり前、普通であった。宮城音弥のほうが変わっていたのであって、臺弘は、クレペリンの精神医学に対し、もっとも常識的に、まともに反応した、若く健全な多くの日本人医師の中の一人なのである。

西丸四方（一九一〇―二〇〇二年）は臺弘とほぼ同世代の精神科医であり、二人とも剽軽なところは似ている。だが、クレペリンに対する評価はまるで正反対である。いや、内村門下としては、臺が普通で、クレペリン好きの西丸がちょっと変わっていたと言えよう。西丸の実弟で臺と同級生だった人間学的な精神病理学者、島崎敏樹（一九一二―七五年）もクレペリンには余り関心を持ち得なかった。ともかく、クレペリンをはじめ、ドイツ精神医学を本邦に導きいれるにあたって、西丸の力は大きかった。彼は一九八八年一月号の『精神科治療学』という雑誌に「病識雑考」という文章を載せて、クレペリンが病者の内面にも無関心ではなかった事実を示している。西丸はクレペリンのドイツ語文章を翻訳して引いているので、ここではそれを繰り返し引いておくことにする。病識（病んでいる、病んでいたという自覚のこと）問題は難しいが、クレペリンが病者の精神内面をどのように理解していたのかと問うことには意味があろう。西丸が翻訳したクレペリンの原文は『コンペンディウム』のもので、長すぎてクド過ぎるゆえ（西丸も「長々と述べてある」と断っているくらいである）、そのほんの一部分だけ引用しておく。

精神病が治ったことの重要な標識は、認めうる病気の症状が消えたことのほかに、切り抜けた病気の病的な性質に対する洞察（Einsicht）である。この洞察はこの病気回復者が自分の精神生活の病的な変化をfremd〔異質〕なものと感じ、〔…〕彼が病気以前、健康なときに立っていた批判の地盤に戻ったことの保証となる。〔…〕自分の病気への明らかな、十分の洞察をもたない患者は、本当に治ったとはみられないが、また逆に、精神的障害が病的な性質であることをよく理解していても、そうかといっていつもそれで治ることが期待されるとも限らない。（西丸 一九九

一、二二八―二二九頁）

クレペリンのこの文章は、難解というより、むしろ迂遠冗長である。西丸は翻訳と文章の達人であるゆえ、この迂遠さはクレペリンその人に由来する。クレペリンにとって、他人である患者の内面を書くことは、行動（外的症状）観察よりもはるかに難しかったようであり、それゆえ、彼の文章の引用自体が厄介な作業になってしまう。

さて、クレペリンには、病的体験の訂正不能性、その訂正可能性、了解の可能性と不可能性など、記述現象学派の方法と概念が、素朴なままではあるが認められる。そしてクレペリンの「病識」についての見識は『第八版』までほとんど変えられていない。このような臨床的直観と（病者の内面理解が重要だという）信念がクレペリンの身についていたからこそ、「クレペリンがいなかったら、ヤスパースも現れなかったろう」という内容の内村の直截な書簡文にコッレなど多くのドイツ人医師たちがこころを打たれたのだろう。

もっとも、西丸が努力してクレペリンの真相を紹介せんとしても、それが直ちに有効に作用してクレペリン評価が高まったとは言いにくい。やはり、クレペリンは退屈で読むに耐えず、むしろ「ヤスパースの精神病理学の方が面白い」というような臺弘の感想のほうが、少なくとも私個人としては、共感しやすい。

わが国の精神医学界では、〝呉秀三・内村祐之・西丸四方〟という系譜がクレペリンの仕事を立派に伝えていて、やはり、「骨格ないし地盤」の名に値するわが国の精神医学のパラダイムを日々持続させている。この余り意識されない先人の努力と医学的地盤は、二〇世紀末に怒濤の如く、「新品」の振りをして侵入してきたＤＳＭ、そしてＩＣＤによって、まさしく（新たなクレペリン主義として）強化されたのである。

わが国に生まれた「三大内因性精神病」問題

わが国の精神医学へのクレペリンの直接的影響とは言えないが、『第七版』前後の「癲癇性精神病」に対するクレペリンの懊悩は、わが国に固有の優れた発想や見解と無縁ではないだろう。既にかなり立ち入って論じてきた（第Ⅱ章第2節参照）から多くを繰り返すことはしないが、「ほんとうの精神医学」との表現から連想されてしまう「三大内因性精神病」という問題を黙殺するわけにはゆかない。反復を避けるため、ここでは研究者の名前を列挙するだけにするが、「満田・木村・安永」に代表される独創的な臨床と思索はまだ生きている。

「クレペリンの精神医学」でなく「ほんとうの精神医学」をこそクレペリンは探求し続けたと若い人たちに内村が説いたエピソードからは少し離れるが、「ほんとうの精神医学」に肉薄してゆく道はいかなるものだろうか、と私は想像を逞しくしてしまう。「ほんとうの精神医学」は、カントやヤスパースが考えた「理念」であろうと既に述べたが、「理念」が精神医学の進路を「見当づける」引力であるなら、この「理念」の別名は「三大内因性精神病概念」なのだと言っても大きな間違いではない。「非定型精神病」（満田）、「イントラ・フェストゥム」（木村）、「中心気質」（安永）、これらの創見から理解されるのは、いっさいの精神病がそこから発し、そこに戻ってゆく源泉（深淵）の如き狂おしいまでの生命が、この研究者たちによってそれぞれに指示されているという実情である。この源泉（あるいは噴火口という比喩のイメージか？）が三方向（三つの気質、精神病質、精神病）に偏倚・差異化・分岐するのは人間的生命の宿命なのかもしれない。

それゆえ、一九八〇年頃から感知されるようになった地味ではあるが深い地殻変動の名称は、〝ネオ・クレペリニアンたちの動きによる操作診断名の回帰〟ではなく、わが国固有の「三大内因性精神病論の再生」なのだと私には思われるのである。ＤＳＭやＩＣＤの増補改訂や新版は表面的に過ぎて「地殻変動」の名に値しないのだ。

しかし、「三大内因性精神病」論と「クレペリンの精神医学」とは、直接的に連結しているわけではなく、ここには非常な難題がなお潜んでいる。〈精神医学〉の〈制作〉と〈精神病〉の〈発見〉には定められたゴールがないからである。

パラダイム間の闘争の中で

「三大内因性精神病」論とは別の論じ方で、精神医学史を透視し相対化し始めたもう一人の精神科医がわが国にいる。安永や木村の世代に近い中井久夫（一九三四―二〇二二年）は特に鋭い眼光をもって、この「理念」の行方を、歴史の流れにおいて、追っていると思われる。

現代のことに属するが、第二次大戦において軍医たりしクラウス・コンラートがドイツ国防軍の鉄の規律を精密な検出器として分裂病の始まりを精緻に記述したが、同じことは規律の異なるアメリカ軍では不可能であったろう。またフランスが師弟相伝の伝統をついにもたなかったのに対して、ドイツ大学の講座制は、クルト・コレがみごとな系図に描き出しうるような、厳格な師弟関係を創出させた。しかし、いずれにしても一九世紀における精神疾患の発見は、フランスのごとく大学と大病院との交流の連続したところか、クレペリーンのごとく精神病院と大学のいずれにおいても働いた人たちの手になるものであった。〔…〕この中で破瓜病、緊張病が発見され、クレペリーンによる早発性痴呆、ブロイラーの分裂病の発見に極まるのであるが、著者がその発見の場を問題にするのは、巨大精神病院の衰退とともにわれわれは再び疾患像の多様化という、一八世紀にみたごとき事態を迎えつつあるからである。（中井 一九九九、七九—八〇頁）

中井は、呉や内村の世代と違い、また西丸とも異質な立場と視力をもって、まさしく「背景史」に浮かびあがるクレペリンを見ている。一見するとクレペリンはここまで来て、だいぶ相対化されてしまう。だが、中井といえども、クレペリンを相対化しつつ、これを軽視するわけにはいかない。むしろ、ここで、中井は、クレペリンとフロイトを別格視し始める。じつは、中井にとって、この二人は、この『西欧精神医学背景史』と題されたモノグラフの序文において、はやくも決定的な存在、「パラダイム・メーカー」になり得たかも知れない存在として既に登場してきていて、まさしく「背景史」探求のための決定的な入口ないし執筆動機の如くに見なされているのである。

「序」の冒頭を読んでみよう。

クーンの用語を用いれば、一八世紀後半以前は前パラダイム期である。しかし、それ以後今日までも、たとえばフロイト、クレペリーンのごとき偉大なパラダイム・メーカーにもかかわらず、なお「パラダイム間の闘争期」を出ておらず、あるパラダイムの終局的勝利と通常科学への移行の見通しはまったくない。(同前、一頁。原語表記は省略)

フロイトを偉大かつ比類なく著名なパラダイム・メーカー的存在とみなすことに、異論は少ないだろう。だが、社会の公衆にとって、クレペリンは無名に近い。精神科医ならば多少は知っているとい

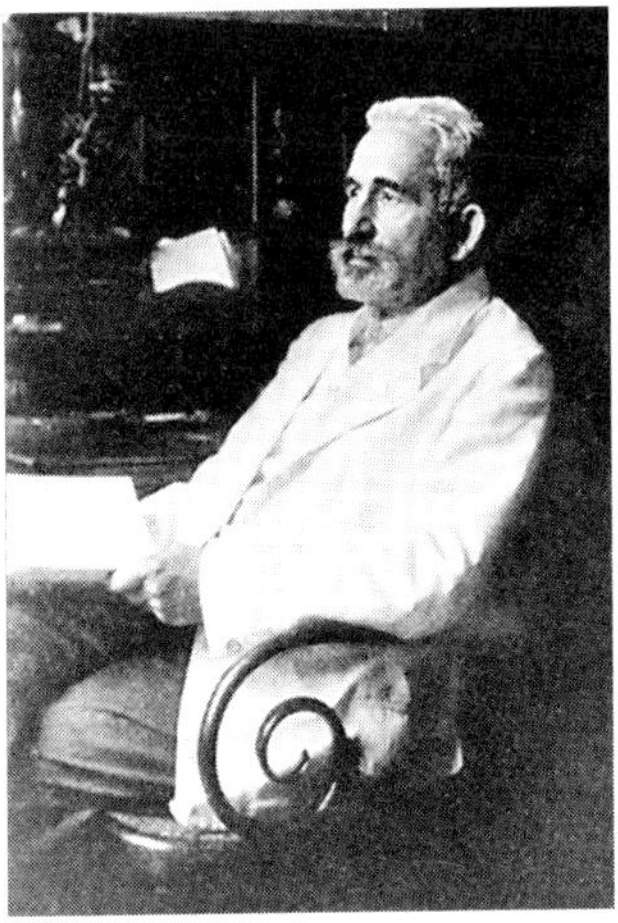

クレペリン(1910年頃)

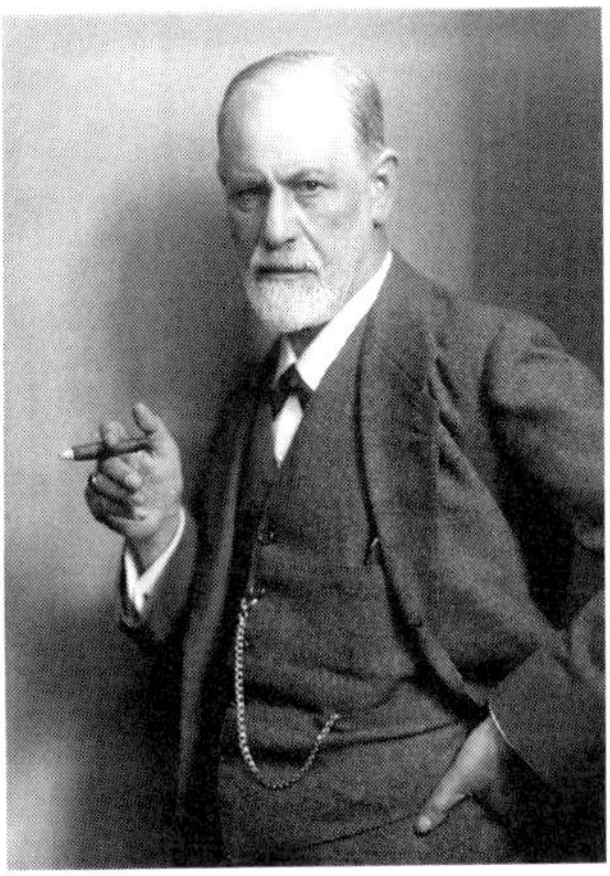

フロイト(1921年)

うことになるが、一般市民にとっては、余りにも特殊な専門家である。では、なぜ、クレペリンは、フロイトと並び称せられるパラダイム・メーカーたり得るのか。言うまでもなくクレペリンは「分裂病（と体系）の発明者」だからである。広義の科学革命の歴史において、「無意識の発見」と「分裂病の発明」は、相互に融合することがないままに、決定的なパラダイム・チェンジを起こしそうになった。

フロイトを「無意識の発見者」としクレペリンを「分裂病の発明者」と書き分けるのは、クレペリンの場合、「単一精神病学説」、「疾患単位学説」、「症候群学説」というそれ自体が人為的な特殊概念の媒介によって（学派に応じて異なって制作される精神医学概念の媒介によって）「早発性痴呆（精神分裂病）」と呼ばれる〈精神病〉が〈発明〉された、という経緯を無視できないからである。

俯瞰するならば、ピネルでもシャルコーでもなく、カールバウムでもヘッカーでもなく、ブロイラーでもクライストでもなく、またヤスパースでもクレッチュマーでもなく、ひとりクレペリンのみが、フロイトと肩を並べ得る科学革命家的な医師だったと言えるのである。しかしながら「（精神医学における）あるパラダイムの最終的勝利」という夢想は、クレペリンとフロイトの立ち位置から見ても、遥かに遠い彼方に明滅している星座なのであろう。

「分裂病の発明」ときたるべき新たなパラダイムが、今後いかなる道を辿ってゆくのか、これは予想できない。しかし、クレペリンとフロイト、この二人の偉大な精神科医を〝パラダイム・メーカーに肉薄しつつある存在〟として、二〇世紀後半において、はっきりと指摘したのは中井久夫である。この件は、それまでもボンヤリとは感知されていただろうが、みな、ボンヤリにとどまっていた。中井が明瞭に書いてくれたから、この「科学闘争」あるいは「科学革命」の動性の重大さ、「現在只今闘争中という実情」が理解されるのである。

「パラダイム・メーカー」への途上にて

中井久夫は最終講義で話している。

私が学生だったころまでは、慢性緊張病が分裂病の典型とされていました。カタレプシーといって時には十数年も同じ姿勢を保つ、石像のような患者たちが精神病院に何人もいました。あの諸君を今日の精神病院でみることはありません。そのように、分裂病の「典型」も時代とともに変わり、論者とともに変わりました。これを「早発性痴呆」と命名したクレペリーンにとっては、典型は慢性緊張病に限らず一般にその末期の像でした。それまでの姿はいわば中間段階、通過地点でした。必ずしもそうはならないことを主張した「分裂病」の命名者オイゲン・ブロイラーにとっても、今日「陰性症状」といわれるものを示す慢性患者が典型でした。これが第一次大戦直前の見解です。急性緊張病を典型としたのがサリヴァン、コンラートなど、両大戦間から第二次大戦にかけての論者です。このように〝典型〟はどんどん位置移動を起こしているのです。第二次大戦以後、抗精神病薬が導入されて、外来治療が主となりました。それとともに、病像ははっきりしなくなりました。（中井 一九九八、八八―八九頁）

"典型"はどんどん位置移動を起こしている」という中井の指摘は鋭い。これは、ひょっとすると、人類の生存様式自体の変容に左右される問題なのかもしれない。少なくとも、或る疾患単位ないしは或る症候群の「位置移動」が、移動前のそれらの疾患存在の「消滅」にはならないとする保証はない。現代精神医学は、その足元が崩れて行く、学問と実践の対象を見失う（対象が消滅してしまう）危険を覚悟しておくべきなのだろう。

解答は出せない。ここで言えるのは、「ほんとうの精神医学」なる「理念」の方向性を知るために、われわれは「クレペリンの精神医学」に戻り、これを基準にして、立脚し直し、歩き始めるしかないということである。

クレペリンとフロイト、この二人の偉大さは、精神医学が迷走し途方に暮れてしまった場合、いつでもそこに戻るべき基準（基地、ベース・キャンプ）をしっかりと設置してくれている、という点に存する。われわれが常に、その都度既に〈精神病〉の発明あるいは制作の道を歩んで行くしかないことと、新たなパラダイムへの「途上」にあり続けるしかないことは、宿命なのだろう。

おわりに

クレペリンとフロイト、この二人の努力によって、われわれを生かしてくれている現代精神医学の基準・地盤が発見された、創造された、と言っていい。だが、二人に対する世界の反応はまるで違っていた。フロイトは、「無意識の発見者」として、人類史上最大級の思想家と見なされた。新たなパラダイム革命者として、コペルニクス、ダーウィン、アインシュタインらに匹敵する革命的な存在、稀有のパイオニアと見なされてきた。

人文科学全体が、そして社会大衆のほとんどが、フロイトの発見に驚き、これを受け容れた。フロイトの科学革命はコペルニクスの科学革命に匹敵する衝撃力を持っていた。フロイトに関する書物は厖大過ぎてとても読み切れないし、フロイトの人物と業績は、その細部まで知られるようになっている。

フロイトと比較するなら、クレペリンの名前とその仕事の意味は、知られていない。あるいは忘却の彼方に去ってしまった。ハイデルベルクにある墓所の碑銘の通りである。精神科医ですら自身の臨床営為を支えてくれている精神医学体系の構成者たるクレペリンの人物像や業績の真義を考えない。フロイトと較べるなら、クレペリンにまつわる評伝のたぐいや解説書、さらには原著翻訳などの情報量が余りにも少ないからであろう。

六五年に近い『回想録』非公開の理由は、ひとつ、冷淡なほど寡黙で威風堂々たるクレペリン教授像が既に出来上がってしまっていたこと、ひとつ、民族主義者、差別主義者、反ユダヤ主義者であったことを示す明白な文面があること、ひとつ、家族、親族しか知り得ないような陶酔と放蕩の瞬間、自然動物ないし腕白少年のような悦楽の瞬間、内面の祝祭性の激しさを示す瞬間、喜劇と笑いのさなかに忘我の境地に至る瞬間などが、かなり豊富に告白されていること、ゆえに、威厳に満ちた大学者、ドイツのプロフェッサーという彫像の如きイメージが随所で壊れてしまうという遺族の懸念、であろうか？

ネオ・クレペリニアン的と称していい〈精神病〉発明の試みが世界中に充満する現在、黙殺されつつある「癲癇性精神病」概念、あるいは「癲癇」を重視するクライスト一派と満田／安永／木村の流れを汲む精神病構成論への挑戦の重要性は、改めて熟慮されていい。「癲癇性」と呼称される深淵から垂直に湧出し続ける「生命それ自身」への直観と感受性は日本において特別に豊かだからである。

＊稿を脱するにあたり、草稿の段階から公刊に至るまで、筆者を支えてくれ、多くの事柄を教えてくれた講談社学術図書編集担当、互盛央、岡林彩子、両氏に衷心より謝意を抱いている旨、ここに銘記しておきたい。

参考文献と註記

・引用中の〔 〕は引用者の註記を、また〔…〕は中略を示す。

日本語文献

稲浪正充 一九九九「クレペリン――精神疾患の分類」、藤縄昭・大東祥孝・新宮一成編『精神医学群像』アカデミア出版会所収。

数少ない日本語で書かれたクレペリン論であり、短いが必要かつ十分な内容を持っているものなので、小論ではあるが、挙げておく。

内村祐之 一九六八『わが歩みし精神医学の道』みすず書房。

―― 一九七二『精神医学の基本問題――精神病と神経症の構造論の展望』医学書院。

両方ともに名著である。とくにクレペリンに関しての回想の深みや精神医学的記述の豊かさは比類がない。クレペリンの仕事の意味に関して、そして、精神医学の社会・歴史依拠性に関して、また、わが国の精神医学の由来に関して、この二冊は重要である。

宇都宮芳明 一九六九『ヤスパース』清水書院。

臺弘 二〇一五『誰が風を見たか――ある精神科医の生涯 増補版』星和書店。

梅棹忠夫 一九七四『文明の生態史観』中央公論社（中公文庫）。

小俣和一郎 二〇一三『精神医学史人名辞典』論創社。

北杜夫 二〇一一『楡家の人びと』第一部、新潮社（新潮文庫）。

　斎藤茂吉の次男であった作家、北杜夫（一九二七―二〇一一年）の『楡家の人びと』はその小説自体の本格的傑作性のゆえに高く評価される。しかし、その中の小さなエピソードとして、クレペリンに傷つけられる茂吉の無残なありさまを再読すると、クレペリンの茂吉に対する仕打ちを思い、つらくなる。

木村敏 一九八〇「てんかんの存在構造」、木村敏編『てんかんの人間学』東京大学出版会所収。

――二〇一〇『精神医学から臨床哲学へ』ミネルヴァ書房。

澤政一 一九五七「非定型内因精神病における癲癇性要因」、『精神神経学雑誌』第五九巻第二号、七三―一一一頁。

高野良英 一九八四「クレペリンと早発性痴呆論」、飯田真編『分裂病の精神病理』第一三巻、東京大学出版会所収。

　原文が日本語であるものの中では、優れた力編であると思われる。

武正建一 一九八三「モレル」、保崎秀夫・高橋徹編『近代精神病理学の思想』金剛出版所収。

　モレルの早発性痴呆、ヘッカーの破瓜病、カールバウムの緊張病、そしてクレペリンの早発性痴呆という一連の概念相互の異同が明快に論じられている論文。

中井久夫 一九九八『最終講義――分裂病私見』みすず書房。

――一九九九『西欧精神医学背景史』みすず書房（最初は一九七九年に中山書店刊行の『現代精神医学大系』第一巻A「精神医学総論I」の中に収録された）。

西丸四方 一九七六『精神医学彷徨記』金剛出版。

――一九九一『精神科の臨床から』近藤廉治編、みすず書房。

　西丸四方の文章はすべて面白いが、この二冊の本（中身は論文集である）には、二冊双方にクレペリンとアドルフ・マイヤーを対比する二篇の感想短文が収められていて、興味深い。西丸は、クレペリンの謙虚さとマイヤーの平易さを愛している。『精神科の臨床から』に収録されている「クレペリンとマイヤー」という論文には雑誌『精神医学』の一九七〇年一〇月号と付記してある。本文で引用したクレペリンのくどいくらいの病識論はこちらも『精神科の臨床から』に収録されている西丸の「病識雑考」なる論文の中に翻訳されて引用されている。

西丸四方・西丸甫夫 二〇〇六『精神医学入門 改訂二五版』南山堂。
野家啓一 二〇〇八『パラダイムとは何か――クーンの科学史革命』講談社（講談社学術文庫）。
鳩谷龍 一九六三「非定型精神病」、村上仁・満田久敏監修『精神医学』医学書院、五八七―六〇四頁。
林拓二 二〇〇八『非定型精神病――内因性精神病の分類と診断を考える』新興医学出版社。
松下正明・中谷陽二・加藤敏・大野裕・神庭重信編 二〇〇三『精神医学文献事典』弘文堂。
満田久敏 一九五三「内因性精神病の遺伝臨床的研究」、『精神神経学雑誌』第五五巻第一号、一九五―二一六頁。
安永浩 一九八〇「「中心気質」という概念について」、木村敏編『てんかんの人間学』東京大学出版会所収。

邦訳文献

ウォーコップ、O・S 一九八四『ものの考え方――合理性への逸脱』深瀬基寛訳、講談社（講談社学術文庫）。
エイ、アンリ 一九六九―七一『意識』全二巻、大橋博司訳、みすず書房。
エレンベルガー、アンリ 一九八〇『無意識の発見――力動精神医学発達史』全二巻、木村敏・中井久夫監訳、弘文堂。

クレペリンの名は時折現れるだけで、主題的には扱われていない。力動精神医学発達史という大河の流れの中でクレペリンの人物と体系が、どう見られていたか、示唆的な箇所が多い。

カールバウム、カール・ルートヴィヒ　一九七九『緊張病』渡辺哲夫訳、星和書店。

　本文で述べたように、クレペリンの一九二〇年の論文「精神病の現象形態」の中で第六現象形態とされる「分裂性表現型」の内実は緊張病症状である。狭義早発性痴呆たるヘッカーの破瓜病と並んで晩年のクレペリンにとっての（広義早発性痴呆に近い）分裂病概念の中枢に緊張病現象が位置しているのを見ると、私立ゲルリッツ精神病院の二人の臨床家の仕事をクレペリンがいかに高く評価していたかが思われ、感慨深い。

グリージンガー、ヴィルヘルム　二〇〇八『精神病の病理と治療』小俣和一郎・市野川容孝訳、東京大学出版会。

クレッチュマー、エルンスト　一九七九『新敏感関係妄想——パラノイア問題と精神医学的性格研究への寄与』切替辰哉訳、星和書店。

——一九六〇『体格と性格——体質の問題および気質の学説によせる研究』相場均訳、文光堂。

クレペリン、エミール　一九八六a『躁うつ病とてんかん』西丸四方・西丸甫夫訳、みすず書房。

　本訳書の「あとがき」で西丸四方は次のように書いている。

　本書はクレペリンの「精神医学〔教科書〕」第八版の第三巻の後半をなし、一九八六年一月に出た第三巻の前半、精神分裂病に続く部分である。精神分裂病の巻の最後の部分のパラノイアは元来は第四巻のヒステリーの次に述べられていたが、便宜上精神分裂病のあとに位置を変えた。〔…〕
　クレペリンの本の第二巻は器質性精神病であり、第四巻は心因性の精神障害と性格異常であるから、早発性痴呆は病的過程《プロツェス》として器質性精神病に近く、躁鬱病は多くは治癒しうる点で心因性のものか性格異常に近いものと考えられ、癲癇はその中間に位するらしいから、このような順序に述べられたのであろう。

クレペリンの目次構成に関する西丸の指摘は重要である。

――一九八六b『精神分裂病』西丸四方・西丸甫夫訳、みすず書房。
――二〇〇〇『精神医学百年史――人文史への寄与　附K・コッレ　E・クレペリン評伝 改訂第二版』岡不二太郎訳編、創造出版。（Emil Kraepelin, *Hundert Jahre Psychiatrie, Ein Beitrag zur Geschichte menschlicher Gesitung*, Julius Springer, Berlin, 1918. Kurt Kolle, “Emil Kraepelin”, *Grosse Nervenärzte*, hrsg. von Kurt Kolle, Georg Thieme Verlag, Stuttgart, 1956）
――二〇〇六『クレペリン回想録』H・ヒップス、G・ペーテルス、D・プローク編、影山任佐訳、日本評論社。（Emil Kraepelin, *Lebenserinnerungen*, hrsg. von H. Hippius, G. Peters, D. Ploog, Springer, Berlin, 1983）（邦訳は英訳（*Memoirs*, trans. by Cheryl Wooding-Deane, Springer, Berlin Heidelberg, 1987）からの重訳）

三人の編者の連名で「まえがき」が冒頭に載せられている。これによるとクレペリンが書き残した回想録は長いあいだ公表されておらず、クレペリン没後五〇年の記念式典（ミュンヘンにて一九七六年に開催された）において編集者がクレペリンの子孫の人々に「回想録」出版を提案し、実現するに至った。
以下に編者による「まえがき」（一九八三年）の一部を引いておく。

クレペリンによって基盤が築かれ、大きな影響を受けたこれらの精神医学研究の分野〔精神医学的診断学、精神病分類構成の体系づけ、神経病理学、実験心理学、精神生理学、司法精神医学、心理薬理学、精神薬理学、比較（異文化間）精神医学、疫学精神医学、遺伝精神医学〕において、その進歩にどれほど彼が貢献したのか忘却されてしまっていることがあまりにも多い。この意味で、ハイデルベルクに眠る彼の墓碑に刻まれた〔…〕銘は意義深い（本文中に記したが、クレペリンの孤独と充足が簡明に記されている）。

クレペリンの再評価が世界の多くの国々においてなされるようになったのは――アメリカにさえ「クレペリン主義」や「クレペリン主義者」が生まれている――最近のことである。

クレペリン、エミール&ヨハネス・ランゲ 一九七六『パラノイア論』内沼幸雄・松下昌雄編訳、医学書院。これはクレペリンの代表的なパラノイア論を『精神医学教科書』の異なる版から翻訳者が選び出し編集したもの。目次を見ると以下のようである。第一章：『第三版』におけるパラノイア論、第二章：『第五版』におけるパラノイア論、第三章：類パラノイア性疾患について、第四章：『第八版』におけるパラノイア論、第五章：ヨハネス・ランゲ著「パラノイア問題」。

DSMやICDが広く流布した現在、歴史的に重要なパラノイア問題は語られなくなり、ICDのF－22なるコードを付けられた「持続性妄想性障害」と診断されれば問題は解決したと思われてしまう。内沼たちの訳本が出版されてから五〇年近い歳月が経過するが、パラノイア問題忘却の速度は加速されている。この問題の深さを訳者（内沼と松下）は「訳者のことば」として、以下のように指摘している。

思うに、クレペリンとフロイトが互いに接点を持たないことは、現代精神医学の最大の不幸である。もし二人のパラノイア的な研究者――という献辞を、わたしたちは、この二人に表したいと思うのであるが――が真の接点をもちうるとしたら、それはパラノイアを措いてほかにないであろうと思われる。ところが、いまではパラノイア概念自体が無価値にされてしまっている。

ランゲのパラノイア問題に関する総括も本質を衝いたものになっている。

> クレペリンによると、パラノイアとは、生活刺激の影響のもとにおける精神的奇型の発展の表現である、として把握された。さしあたり単一的な素質は示しえないと見なされているが、その記述の仕方から推しはかると、クレペリンは、ある程度単一的な素質を考えていたように思われる。ところでクレッチマーは、異常人格の発展という、この問題に真剣に取り組んだ。〔…〕すなわち、ここではまったくさまざまな種類の人格が問題となっており、それぞれがその性格に応じて、まったく特殊な運命の作用のもとに、まったく特殊な病態をとる。従って「パラノイアという疾患があるのではなく、パラノイア的な人間がいるのみである」、と。

コッレ、クルト 一九六五「新旧の精神病理学的立場から見た妄想患者」、クルト・コッレ『精神医学における人間像――K・コッレの学術講演集』久保喜代二・塩崎正勝訳、文光堂所収。

オイゲン・ブロイラーは、コッレの講演前に、その丹念なパラノイア研究を賞賛して「パラノイア問題がだいたい解決された」との感想をコッレに語ったというが、コッレ自身がこの賞賛の言葉を「果たして当を得たものであったかどうか、確信がないのです」と講演で述べている。われわれは今クレペリンという人間と業績を問うているのだが、パラノイア問題に限定しても膨大なエネルギーが要求されるのだと感じる。現在、たとえば、ICDで「持続性妄想性障害」として事は足りたと済まし、クレペリンやコッレの苦労を忘れ去ってしまってはいけないだろう。パラノイアの謎は、人間（の欲望）という名の謎なのだ。

――二〇〇〇「E・クレペリン評伝」、エミール・クレペリン『精神医学百年史――人文史への寄与　附K・コッレ　E・クレペリン評伝　改訂第二版』岡不二太郎訳編、創造出版所収。(Kurt Kolle, "Emil Kraepelin",

Grosse Nervenärzte, hrsg. von Kurt Kolle, Georg Thieme Verlag, Stuttgart, 1956. Emil Kraepelin, *Hundert Jahre Psychiatrie, Ein Beitrag zur Geschichte menschlicher Gesittung*, Julius Springer, Berlin, 1918)

コンラート、クラウス 一九九四『分裂病のはじまり——妄想のゲシュタルト分析の試み』山口直彦・安克昌・中井久夫訳、岩崎学術出版社。

サリヴァン、ハリー・スタック 一九七六『現代精神医学の概念』中井久夫・山口隆訳、みすず書房。

シュナイダー、クルト 一九五七『臨床精神病理学』平井静也・鹿子木敏範訳、文光堂。

シュレーバー、ダニエル・パウル 二〇一五『ある神経病者の回想録』渡辺哲夫訳、講談社（講談社学術文庫）。

シュレーバーが読んだクレペリンの『精神医学教科書』はフレクシッヒ個人やライプツィヒ大学の蔵書ではなく、公立ゾンネンシュタイン精神病院のヴェーバー院長個人あるいは病院図書室の蔵書である。クレペリンの教科書を読む機会に恵まれた幸運をシュレーバーはたいへんに喜んでいた。特に、『第五版』と『第六版』からの引用が多い。言うまでもなく、シュレーバーとクレペリンが出会ったという記録はない。しかし、シュレーバーの『回想録』の中には、クレペリンの『教科書』の『第四版』、『第五版』、『第六版』を中心に一〇ヵ所以上にわたってクレペリンの名前と彼の専門的記述（見解）が詳しく引用され解説されている。シュレーバーの引用意図は、クレペリンの『教科書』を頼りにして、自分の場合は精神病ではなく、真実の神の奇跡体験（「超感覚的領域に触れる出来事」とされる）なのだとの考えを示すことであった。シュレーバーが示している解剖学者フレクシッヒへの露骨な不信（文章は礼節を守っている）、そして、少壮の精神医学専門医クレペリンの（『教科書』を通じて感知される）存在への静かな信頼という明白なコントラストは無視できない。

では、シュレーバー博士にとってクレペリンはいかなる存在であったか。シュレーバーは知りえなかった可能性もあるが、クレペリンという精神科医はシュレーバーより一四歳年少だった。『ある神経病者の回想録』の本文第六章の中にクレペリンの名前が登場した経緯は以下のようである。

それから私はしばらくの間（この手記の作成に没頭している期間）借りて自由に使うことができたクレペリンの精神医学教科書（第五版、ライプツィヒ、一八九六年、〔参照指示されたドイツ語原著のページ数は省略する〕）によって、何らかの声と超自然的な交流をしているという観念は神経が病的な興奮状態にある人間にも頻繁に観察されることを興味を持って知った。（シュレーバー 二〇一五、一〇三頁）

また、『回想録』本文の第九章冒頭には、シュレーバーがピルナの公立ゾンネンシュタイン精神病院に移送されたのは「一八九四年六月二十九日であったようだ」とされ、すぐ後に「私が運ばれたのがピルナであありゾンネンシュタインであったことを知ったのは一年以上たったのちであり、私にとっては全く稀にしか入れなかったここの精神病院の「博物館」（社交室）で壁に歴代のザクセン王の肖像を偶然見たときのことであった」と書かれている。そしてクレペリンの『第五版』が刊行されたのが一八九六年であるから、シュレーバーが転入院してきた一八九四年には既に『第四版』（一八九三年）が蔵書として存在していたと考えられ、ゾンネンシュタイン精神病院入院中に『第六版』（一八九九年）まで調えられた。シュレーバーがあとになって追加し付記した「註」及び「補遺」にはクレペリンの『教科書 第六版』からのものが一気に増えている。

クレペリンは、自身の書いた『教科書』が、ひとりの「神経病者」の自己観察をこれほど援助していたとは想像もしなかったことだろう。幻覚を中心にして、超自然的（超感覚的）幻想が神秘的宗教体験では起こりうること、唯物論的な世俗的内容の幻覚は精神病に現れることをシュレーバーは主張している。その際、クレペリンの記述は、多くの場合、シュレーバー自身の体験を否定していない、との一点でシュレーバーを支持してくれていると見なされた。

証明はできないことだが、シュレーバーがフレクシッヒの影響の及ぶ範囲から脱出してゾンネンシュタイン精神病院に移送されたことは、シュレーバーにとってもわれわれにとっても幸運であった。フレクシッヒと異なって、ゾンネンシュタイン精神病院のヴェーバー院長は、蔵書として、大冊のクレペリンの『教科書』を購入し、希望する者には、患者であっても、貸し出していた。シュレーバーにとってこの特異な（『教科書』を介したクレペリンとの）出会いが幸運だったのは、異常体験に関するクレペリンとの一致不一致などではなく、自身の異常体験を何度でも相対化してくれた精神科専門医クレペリンの、書物としての確かな存在との出会いだったからである。


ショーター、エドワード 二〇一六『精神医学歴史事典』江口重幸・大前晋監訳、みすず書房。

ジルボーグ、グレゴリ 一九五八『医学的心理学史』神谷美恵子訳、みすず書房。（Gregory Zilboorg, *A History of Medical Psychology*, W. W. Norton, New York, 1941）

均衡のとれた、広範な視界と深い洞察を有する名著。邦訳本では第一〇章に当たる「体系の時代」の中で特に優れた史観に基づくクレペリン論が俯瞰的に展開されている。

スティヴンソン、ロバート・ルイス 一九六七『ジーキル博士とハイド氏』田中西二郎訳、新潮社（新潮文庫）。

フィンク、マックス&マイケル・アラン・テイラー 二〇〇七『カタトニア――臨床医のための診断・治療ガイド』鈴木一正訳、星和書店。

フロイト、ジークムント 二〇〇六『快原理の彼岸』須藤訓任訳、『フロイト全集』第一七巻、岩波書店所収。

——二〇〇九「自伝的に記述されたパラノイアの一症例に関する精神分析的考察（シュレーバー）」渡辺哲夫訳、『フロイト全集』第一一巻、岩波書店所収。

——二〇一〇a「ある幼児期神経症の病歴より（狼男）」須藤訓任訳、『フロイト全集』第一四巻、岩波書店所収。

——二〇一〇b「ドストエフスキーと父親殺し」石田雄一訳、『フロイト全集』第一九巻、岩波書店所収。

この短いが重要な論文は一九二八年に『カラマーゾフの兄弟の原型』と題された論文集に掲載され公開された。肝腎な点は、フロイトが、ドストエフスキーを「重度のヒステリー」と見なしていること。パリのジャン＝マルタン・シャルコー（一八二五—九三年）が誤解されやすい形で公表した「ヒステロエピレプシー」なる概念をフロイトは説得力ある論理で再び取り上げ使用している。フロイトは、この大文豪には「神経症者＝ヒステリー者と癲癇者」が同居していると見た。ここでは深入りしないが、クレペリンも『第五版』の「全般性神経症」の章に「癲癇・ヒステリー」を位置づけている。『第六版』でも「癲癇」は『第五版』と同名の章の下位疾患になっている。『第七版』以降では「癲癇性精神病」が独立して、大規模な「三大（内因性）精神病」概念を構成する。神経症（ヒステリー）と癲癇（エピレプシー）の識別は、現代の精神医学が軽視看過できるほど簡単な問題ではないのだろう。フロイトとクレペリンは、会話も論争もしないまま、似た見解に至っている。この二人は、パラノイアにおいて、また、ヒステリーとエピレプシーにおいて、相互に余り知らぬまま、肉薄している。

ヘッカー、エーヴァルト&エミール・クレペリン 一九七八『破瓜病』渡辺哲夫訳、星和書店。

この訳書はヘッカーの論文とクレペリンの『精神医学教科書 第八版』の早発性痴呆の記述の一部を合わせて一冊としたもの。本文でも触れたように『第八版』に至ってクレペリンは広義の早発性痴呆を再び細分化し一〇以上の亜型にした。この細分化は現在では使われていない。まったく受容はされなかった。

私は、「ヘッカーの破瓜病」にやや近いと考えられる四亜型のみ訳出したのだが、クレペリンの『第八版』での疾病論構想そのものが妥当であったか否かは未定のままに忘却されたようだ。

ベルクソン、アンリ　一九七六『笑い』林達夫訳、岩波書店（岩波文庫）。

――二〇一九『物質と記憶』杉山直樹訳、講談社（講談社学術文庫）。

ミンコフスキー、ウジェーヌ　一九五四『精神分裂病――分裂性性格者及び精神分裂病者の精神病理学』村上仁訳、みすず書房。

ヤスパース、カール　一九五九『ストリンドベルクとファン・ゴッホ』村上仁訳、みすず書房。

　ヤスパースは、ゴッホを少し迷いつつ「精神分裂病」とした。ゴッホに関して、クライストとミンコフスカの見解を引いて「挿話性朦朧状態」とも考えうる、とヤスパースを擁護しながらも指摘したのは訳者の村上仁である（二〇七頁）。

――一九六九―七一『精神病理学研究』全二巻、藤森英之訳、みすず書房。

――一九七一『精神病理学原論』西丸四方訳、みすず書房。

――一九八〇『哲学への道』草薙正夫・林田新二・増渕幸男・宮崎佐和子訳、以文社。

レオンハルト、カール　二〇〇二『内因性精神病の分類』ヘルムート・ベックマン編、福田哲雄・岩波明・林拓二監訳、医学書院。

外国語文献

American Psychiatric Association 2013a, *Desk Reference to the Diagnostic Criteria from DSM-5*, American Psychiatric Publishing, Washington D. C.（〔アメリカ精神医学会〕『DSM-5　精神疾患の分類と診断の手引』日本精神神経学会日本語版用語監修、髙橋三郎・大野裕監訳、医学書院、二〇一四年）

―― 2013b, *Diagnostic and Statistical Manual of Mental Disorders: DSM-5*, American Psychiatric Publishing, Washington D. C.（〔アメリカ精神医学会〕『ＤＳＭ－５　精神疾患の診断・統計マニュアル　新訂版』髙橋三郎・大野裕監訳、染矢俊幸ほか訳、医学書院、二〇一四年）

Bonhoeffer, Karl 1917, "Die exogenen Reaktionstypen", *Archiv für Psychiatrie und Nervenkrankheiten*, Bd. 58, S. 58-70.

　クレペリンの一九二〇年の論文の冒頭を飾る層次構造論的立論の言わば第一層をなすのがこの短いが極めて重要な論文で示されたボンヘッファーの「外因反応型」である。多様な原因的条件群から同質の症候群（現象形態）が現れるというボンヘッファーの思考は、疾患単位学説を超えたリアリズムを示している。

Conrad, Klaus 1972, "Die symptomatischen Psychosen", *Klinische Psychiatrie* 2, hrsg. von K. P. Kisker, J.-E. Meyer, M. Müller und E. Strömgren, Springer, Berlin, Heidelberg, New York (*Psychiatrie der Gegenwart*, Bd. 2, Springer, Berlin, 1960).

Gruhle, H. W. 1956, "Emil Kraepelins 100. Geburtstag", *Nervenarzt*, Bd. 27, S. 241-244.

Kraepelin, Emil 1920, "Die Erscheinungsformen des Irreseins", *Zeitschrift für die gesamte Neurologie und Psychiatrie*, Bd. 62, S. 1-29.

　この論文に関する内村祐之の優れた紹介的な論考が『精神医学の基本問題』（内村　一九七二）において公表されたのち、内村の弟子にあたる臺弘が全文を訳し、それが雑誌『精神医学』に掲載されている（「精神病の現象形態」臺弘訳、『精神医学』第一七巻第五号、一九七五年、五一一―五二八頁）。

World Health Organization, *The ICD-10 Classification of Mental and Behavioural Disorders: Clinical Description and Diagnostic Guidelines*, 1992.（〔世界保健機関〕『ＩＣＤ－10　精神および行動の障害――臨床記述と診断ガイドライン　新訂版』融道男・中根允文・小見山実・岡崎祐士・大久保善朗監訳、医学書院、二〇〇五年）

〔付記〕なお、本書には「早発性痴呆」、「(精神)分裂病」、「躁鬱性精神病」、「癲癇性精神病」など今日では使われていない術語が用いられている。(いまなら「統合失調症」とか「双極性障害」などと書かれるべきだが、)これらは歴史的背景に密着し、時代精神に浸透されつつ今なお生きている言語表現であり、差別的な意味をもつものではない。この点、念のため、付記しておく。

［ヤ］

［ラ］

［マ］

[ハ]

［タ］

［ナ］

［サ］

人名・作品名索引

＊が付された作品は、本文には登場しないが本書に密接に関係するものを示す。

［ア］

［カ］

渡辺哲夫（わたなべ・てつお）

一九四九年、茨城県生まれ。東北大学医学部卒業（医学博士）。精神科医。専門は、精神病理学。

主な著書に、『シュレーバー』（筑摩書房）、『死と狂気』（ちくま学芸文庫）、『〈わたし〉という危機』（平凡社）、『二〇世紀精神病理学史』（ちくま学芸文庫）、『祝祭性と狂気』、『フロイトとベルクソン』（以上、岩波書店）、『創造の星』（講談社選書メチエ）など。

主な訳書に、ジークムント・フロイト『モーセと一神教』（ちくま学芸文庫）、ダニエル・パウル・シュレーバー『ある神経病者の回想録』（講談社学術文庫）など。

〈精《せい》神《しん》病《びょう》〉の発《はつ》明《めい》

クレペリンの光《ひかり》と闇《やみ》

二〇二三年　八月　八日　第一刷発行

著者　渡《わた》辺《なべ》哲《てつ》夫《お》

発行者　髙橋明男

発行所　株式会社 講談社

東京都文京区音羽二丁目一二—二一　〒一一二—八〇〇一

電話（編集）〇三—三九四五—四九六三

（販売）〇三—五三九五—四四一五

（業務）〇三—五三九五—三六一五

装幀者　奥定泰之

本文印刷　株式会社 新藤慶昌堂

カバー・表紙印刷　半七写真印刷工業 株式会社

製本所　大口製本印刷 株式会社

ISBN978-4-06-533024-1　Printed in Japan　N.D.C.130　261p　19cm

講談社選書メチエの再出発に際して

講談社選書メチエの創刊は冷戦終結後まもない一九九四年のことである。長く続いた東西対立の終わりはついに世界に平和をもたらすかに思われたが、その期待はすぐに裏切られた。超大国による新たな戦争、吹き荒れる民族主義の嵐……世界は向かうべき道を見失った。そのような時代の中で、書物のもたらす知識が一人一人の指針となることを願って、本選書は刊行された。

それから二五年、世界はさらに大きく変わった。特に知識をめぐる環境は世界史的な変化をこうむったとすら言える。インターネットによる情報化革命は、知識の徹底的な民主化を推し進めた。誰もがどこでも自由に知識を入手でき、自由に知識を発信できる。それは、冷戦終結後に抱いた期待を裏切られた私たちのもとに差した一条の光明でもあった。

その光明は今も消え去ってはいない。しかし、私たちは同時に、知識の民主化が知識の失墜をも生み出すという逆説を生きている。堅く揺るぎない知識も消費されるだけの不確かな情報に埋もれることを余儀なくされ、不確かな情報が人々の憎悪をかき立てる時代が今、訪れている。

この不確かな時代、不確かさが憎悪を生み出す時代にあって必要なのは、一人一人が堅く揺るぎない知識を得、生きていくための道標を得ることである。

フランス語の「メチエ」という言葉は、人が生きていくために必要とする職、経験によって身につけられる技術を意味する。選書メチエは、読者が磨き上げられた経験のもとに紡ぎ出される思索に触れ、生きるための技術と知識を手に入れる機会を提供することを目指している。万人にそのような機会が提供されたとき初めて、知識は真に民主化され、憎悪を乗り越える平和への道が拓けると私たちは固く信ずる。

この宣言をもって、講談社選書メチエ再出発の辞とするものである。

二〇一九年二月　　野間省伸